T0178858

Dulces sueños
para niños despiertos

Dulces sueños para niños despiertos

Guía práctica del sueño infantil

Sara Traver

VERGARA

Primera edición: septiembre de 2020
Primera reimpresión: septiembre de 2020

© 2020, Sara Traver
© 2020, Penguin Random House Grupo Editorial, S. A. U.
Travessera de Gràcia, 47-49. 08021 Barcelona

Printed in Spain – Impreso en España

ISBN: 978-84-18045-31-8
Depósito legal: B-8.117-2020

Compuesto en M.I. Maquetación S. L.

Impreso en Romanyà Valls, S. A.
Capellades (Barcelona)

VE 4 5 3 1 8

Penguin
Random House
Grupo Editorial

ÍNDICE

Introducción   9

Antes de empezar...   13
1. Biología y ciencia del sueño   15
2. ¿Tiene mi hijo un problema de sueño?   35

Modificaciones básicas para abordar un proceso
de cambio en el sueño   51
3. Los horarios, la base de cualquier intervención
   sobre el sueño   53
4. El sueño diurno. Dormir más para dormir
   mejor   75
5. Hábitos externos adquiridos para dormir   93
6. La importancia de escoger el lugar para
   dormir   119
7. ¿Qué más tengo que revisar? Otros factores
   que afectan al sueño   141

Acompañar a tu hijo para que aprenda a dormir
de manera autónoma   161
8. Cómo dormir a un bebé en su cuna o cama   163
9. El llanto   179
10. Registro de sueño   197

Diseña tu plan de sueño   207
11. Preparar toda la estrategia   209

INTRODUCCIÓN

Si has llegado hasta aquí es porque tienes sueño. ¿Me equivoco? Quizá ya has leído otros libros sobre el sueño y pienses que lo tuyo no tiene solución. Unos te habrán parecido que no encajaban con tu estilo de crianza; otros, que reunían muchos datos y pocas soluciones. A lo mejor es la primera vez que te enfrentas a un libro de este tipo y ni siquiera sabías que esto de la asesoría de sueño era una posibilidad. ¿De verdad leer un libro va a ayudar a que tu hijo duerma sin que esto suponga un drama para todos?

Sigue leyendo...

Este libro-cuaderno es una guía completa para que descubras qué problemas de sueño puede estar teniendo tu hijo, cuáles son las situaciones personales y externas que pueden estar afectándole y cómo ponerles solución paso a paso, siempre desde la calma y atendiendo a tus necesidades y a las de tu bebé o niño. Iremos trabajando de manera estructurada e iremos avanzando y abordando las diferentes cuestiones que pueden estar implicadas en los problemas de sueño. Cada paso será una nueva conquista que te acercará más al ansiado objetivo de que toda la familia descanse por las noches.

Los pasos los vas a marcar tú; yo voy a orientarte durante todo el proceso para que vayas descubriendo las herramientas que necesitas para tu caso en concreto y para que vayas construyendo página a página tu propio plan de sueño. Al final de cada capítulo, te pondré «deberes» y te haré reflexionar sobre el texto que acabas de leer; de esta forma, podrás ir decidiendo a medida que avances en la lectura cuáles son los cambios que tu familia necesita. Es importante que vayas completando las diferentes tareas y que te tomes el tiempo que necesites para decidir cada punto porque al final del libro recopilaremos tus propias anotaciones y las aunaremos para elaborar un plan personalizado y creado por ti.

Dado que va a ser un proceso individualizado, no vas a encontrarte un camino único ni un método estricto. Podrás escoger en cada caso lo que creas que mejor os va a funcionar a vosotros, probar las soluciones que se adapten más a ti o retroceder y probar otra vía si sientes que lo necesitas. Los objetivos y el camino para conseguirlos te los marcarás tú.

Quiero, incluso antes de que empieces a leer este libro, lanzarte un mensaje de tranquilidad. Sé que te preocupa el llanto, a todos los padres nos preocupa; es la manera que los niños tienen de comunicarse desde que nacen y a través de él podemos entenderlos mejor. Quizá te preocupa también pasarlo mal tú y, por encima de todo, que tu hijo se sienta mal o solo. Puedes confiar en que nunca te voy a pedir que dejes llorar a tu hijo sin consuelo durante no sé cuántos minutos o segundos, o que desatiendas tu instinto; siempre digo que este es la herramienta básica de la que se nos dota al convertirnos en padres y nunca hay que hacer oídos sordos a lo que nos dicta.

Yo también soy madre y sé el estrés que genera el llanto de nuestros niños, así que te aseguro que con este método tu hijo tendrá siempre a sus padres disponibles. Queremos que sepa que estamos por él y que, desde esa tranquilidad y certeza, aprenda a descansar. Y si crees que tu hijo es más sensible o tiene una demanda mayor que otros niños, podrás ir más despacio, dando pasitos más pequeños, avanzando y mejorando al ritmo adecuado para vosotros.

Bien, y todo esto ¿cómo?

El libro está estructurado en cuatro apartados. En el primero, «Antes de empezar...», pondremos nombre a vuestra situación y estableceremos el punto de partida para saber por dónde abordar el problema. Al leerlo, entenderás muchas de las cosas que os ocurren ahora mismo.

Después, pasaremos al de las «Modificaciones básicas para abordar un proceso de cambio en el sueño». Afrontaremos en esta fase los cambios básicos necesarios para que las noches empiecen a mejorar. Puede que sea la parte más importante de todo el libro. Pondremos solución a los asuntos principales: ajustar horarios, eliminar muletillas o tomar decisiones importantes sobre cómo serán las siestas y las noches a partir de ese momento. Es también el apartado más extenso y en el que más tendrás que trabajar, pues puede que implique modificaciones profundas respecto a vuestros hábitos actuales. Planifica bien cada paso para ir con seguridad.

Si con la segunda fase no es suficiente, en la tercera, «Acompañar a tu hijo para que aprenda a dormir de manera autónoma», encontrarás más información para terminar de conseguir que las noches sean como esperáis. Esta parte, te lo explicaré después, no siempre es necesaria y dependerá mucho del punto de partida de cada uno y de cuáles sean los objetivos finales que te has marcado.

Por último, ya tendrás todos los datos recopilados para terminar de definir tu propio «Plan de sueño» y ponerte manos a la obra. No te aconsejo que empieces a aplicar los cambios hasta que hayas leído el libro entero y hayas tomado todas las decisiones necesarias. En esta última sección, encontrarás un espacio reservado para que reúnas todas tus anotaciones y puedas visualizarlas de manera general.

Para terminar esta introducción, quiero aclararte que las estrategias que vas a ir viendo están pensadas para bebés y niños de entre seis meses y dos años y medio. Muchas de las soluciones son aplicables después de este tiempo, pero a partir de este momento, contamos con un abanico de recursos mucho más amplio que nos permite utilizar estrategias más complejas que hacen que el niño sea mucho más partícipe.

En cuanto a los menores de seis meses, en general, podrá aplicarse todo lo que no implique cambios en la alimentación, siempre con mucha calma y entendiendo que es un bebé muy pequeño aún y que lo que más necesita es amor, alimento y soporte sin ninguna restricción. Pero si quieres ir preparando el terreno, puedes empezar por establecer rutinas, ir fijando horarios poco a poco o empezar a buscar cierta flexibilidad en sus hábitos de sueño. Eso sí, no te aconsejo en ningún caso realizar un plan de sueño completo antes de los seis meses, valorando siempre su edad en base a un embarazo a término.

Dicho esto, te deseo que estas páginas que vas a empezar a leer te ayuden a entender en profundidad las necesidades de sueño y vigilia de tu hijo, te hagan sentir seguridad y confianza en todo lo que eres capaz de conseguir con paciencia, empatía y amor, y sean, sobre todo, el principio del cambio que os llevará a dormir más y mejorar de manera significativa vuestro descanso.

¡Felices sueños!

Antes de empezar...

En estos primeros capítulos, vamos a concretar vuestra situación actual, el punto de partida de vuestros desvelos. Quiero ayudarte a comprender la parte más biológica del sueño y darte unos datos iniciales que te ayuden a saber mejor qué puede estar pasando para que no estéis descansando como deberíais. Las diferentes situaciones que vamos a ir desgranando a lo largo del libro tienen todo su soporte en esta primera parte. Entenderás cuánto y cómo debe dormir tu hijo y, sobre todo, por qué es tan importante que el sueño ocurra en las circunstancias óptimas que te iré proponiendo.

El sueño es evolutivo, pero esto ¿qué significa realmente? Vamos a ir poniendo nombre a las situaciones que pueden tener que ver con un desarrollo normal y a las que pertenecen más al área del comportamiento y el aprendizaje. Esta afirmación, que quizá habrás oído muchas veces, se torna especialmente importante en estas primeras líneas. Vamos a situar vuestras circunstancias en el tiempo, a acotarlas, a conocer las necesidades específicas que tu bebé o niño tiene en cada momento de su desarrollo. Este es el primer paso para entender si lo que os ocurre se debe al momento evolutivo de tu hijo o si, por el contrario, puedes intervenir para mejorarlo. Así, veremos los diferentes cambios que acontecerán desde los terribles cuatro meses, cuando «la verdad» se revela, hasta los dos años y medio que abarca este libro, y podrás ir descubriendo no solo en qué momento estáis, sino qué cambios puedes esperar en tiempos venideros, lo cual te resultará especialmente útil si os encontráis cercanos a algún cambio importante.

Al plantearte las posibilidades reales que se corresponden con la edad de tu hijo, podrás definir tus propios objetivos y deseos e imaginar el proceso, atendiendo siempre a una meta realista, lo que evitará frustraciones innecesarias y la posibilidad de que te rindas por no saber cómo ayudar a tu hijo a dormir mejor. Así que, en primer lugar, estableceremos esos propósitos y los enmarcaremos para que veas lo que es posible y lo que no; después, podrás fijar un rumbo claro desde el que iniciar el camino.

Vas a ver que hay datos, márgenes, conceptos importantes; es una parte del libro a la que podrás volver si en algún momento no entiendes algo, un glosario básico para que comprendas muchas cosas. Prometo no aburrirte, voy a explicarte solo lo que creo que realmente necesitas entender para abordar este cambio importante que empieza con esta lectura; luego, página a página, iré proporcionándote herramientas para llegar al destino que te has propuesto.

Empecemos por el principio: ¿cómo debería ser vuestro sueño?

1

Biología y ciencia del sueño

Quiero explicarte en primer lugar cómo debe ser un sueño reparador, por qué es tan importante que ocurra de forma completa y cuáles son las consecuencias para la familia cuando no se da. Solo así podrás entender lo tremendamente importante que es para todos, también para tu hijo, que descanséis. No quiero que te conviertas en un experto en el sueño infantil, pero sí me gustaría que comprendieras ciertos aspectos y conceptos básicos que te ayudarán a identificar cuáles son las causas que han podido llevaros a la situación en la que estáis ahora. Conociendo el origen, te resultará más fácil comprender la relevancia de muchos de los cambios que te propondré después.

¿Qué ocurre cuando dormimos?

Durante el sueño, realizamos una serie de procesos completamente dinámicos en los que concurren infinidad de funciones metabólicas y fisiológicas que son absolutamente imprescindibles para que estemos al cien por cien durante las horas de vigilia. Y no me refiero solo a sentirnos descansados y con energía; hablo de que el correcto funcionamiento de todas estas funciones es lo que garantiza que rindamos no solo en el plano físico, sino que estemos de buen humor y que podamos afrontar las diferentes tareas que se nos presentan cada día.

Tanto para nuestros hijos como para nosotros, no dormir bien tiene profundas consecuencias. Se trata de un problema que puede afectar incluso a la salud. Algunos de los efectos directos que ocasiona la falta de sueño quizá te resulten muy familiares: dificultad para concentrarte, problemas de memoria, falta de tolerancia ante situaciones cotidianas... La lista puede ser muy larga tanto en el plano emocional como en el físico.

¿Cómo afecta la falta de sueño a nuestros hijos?

Pensamos mucho en lo cansados que estamos cada mañana y en lo difícil que será superar otro día más así, pero con frecuencia lo vemos como un sacrificio necesario y dejamos de lado algo muy importante: las consecuencias que tiene para nuestro bebé o niño no estar descansando en circunstancias óptimas. Cuando un niño descansa mal, los resultados son claros y estoy segura de que vas a reconocer rápidamente algunos de ellos: berrinches y mal humor constante, propensión a la hiperactividad, mayor agresividad, demasiada facilidad para enfadarse, dificultad para mantener la atención y hasta para memorizar o aprender. Quizá creas que son reacciones normales («pobre, está cansado») y sientas que tienes que poner más de tu parte, ser más paciente, seguir aguantando. Pero estos problemas no solo afectan a su comportamiento: su salud y su sistema inmune también se ven afectados por la falta de sueño reparador.

Los niños que no duermen tienen mayor propensión a sufrir trastornos de sobrepeso —y en consecuencia hipercolesterolemia— y son, en general, más tendentes a padecer enfermedades comunes como el resfriado. Por tanto, si crees que el problema de sueño lo tienes tú y que solo tienes que aguantar, que ya pasará, piensa también que esto podría estar afectando de una manera mucho más profunda de lo que pensabas a tu hijo.

Cuando nos enfrentamos a un proceso para mejorar el sueño de nuestros pequeños, suele asaltarnos una duda: ¿por qué modificar algo que a ellos «les va bien»? Pensamos que somos unos padres egoístas, nos convencemos de aguantar una noche más, nos preocupa hacerle pasar un mal trago a nuestro hijo solo porque nosotros queremos dormir más. Pero, créeme, no le estás haciendo ningún favor. Te propongo que le demos la vuelta a este pensamiento y que busquemos el enfoque positivo.

Los padres somos muy capaces de hacer infinidad de esfuerzos desde el profundo amor que sentimos hacia nuestros hijos y tenemos una actitud de abnegación a veces excesiva: si tienes que comerte la comida fría, te la comes; si tienes que dejar de ir al gimnasio, lo dejas; si tienes que aguantar sin dormir... aguantas, ya pasará... Pero el tiempo avanza y la situación no cambia. No te pido que dejes de lado tus emociones, entiendo que puedas sentir cierta culpabilidad, pero te revelaré dos cosas que probablemente ya sepas aunque quizá necesites escuchar. La primera, que tienes que **cuidarte para poder cuidar**; no hay mayor gesto de amor hacia tus hijos que ser la mejor versión de padre o madre que sea posible. Y la segunda, que no le estás haciendo ningún bien, de verdad; **tu hijo necesita dormir tanto o más que tú.**

Así que si poner el foco en ti te genera cierto conflicto, piénsalo de este modo: «Vamos a hacer esto por ti, porque quiero que descanses y estés al cien por cien cada día y porque yo quiero estar disponible, de buen humor y con toda mi paciencia intacta para acompañarte siendo mi mejor versión».

¿Cómo nos afecta a nosotros la falta de sueño?

En el párrafo anterior hemos hecho un breve análisis, pero quiero que desarrollemos esto en profundidad para que termines de convencerte. Básicamente, todo se resume en una frase: **cuando estamos cansados, somos unos padres menos eficaces**, en todos los sentidos. Tras una noche de desvelo, podemos llegar a olvidar aspectos realmente importantes, nuestra capacidad de concentración puede estar bajo mínimos y, sobre todo, nuestra paciencia puede verse muy resentida. Esto puede acarrear situaciones que sí que hay que evitar a toda costa, como acabar gritándoles a nuestros hijos de noche para que se duerman, reñirles de día porque han hecho cosas que son normales, pero que en nuestras circunstancias nos resultan extremadamente irritantes, u olvidar citas médicas importantes.

¿Realmente crees que esto puede ser peor que acompañarlo para que adquiera la habilidad de conciliar el sueño solo?

La crianza es tan maravillosa como exigente, es la experiencia más intensa y transformadora que probablemente tengas el placer de vivir, pero requiere que tengamos todas nuestras facultades listas para guiar y ser guiados por nuestros hijos desde la calma y el amor, y para que todo esto se dé, **necesitamos cuidarnos.** Puede que pienses que este autocuidado del que te hablo se refiere a ese ratito con los amigos una vez al mes, a un masaje relajante, a un poco de lectura a solas, etc., y razón no te falta; pero esto son solo acciones aisladas que nos recargan para seguir con nuestra crianza de la mejor manera posible. En el día a día, necesitamos también prestar atención a nuestra alimentación y poder hacer comidas decentes (algo que dejamos de lado por completo tantas veces), tener unos horarios de descanso razonables (ya no te digo echarte la siesta sin preocupaciones), conectar un rato cada día con uno mismo, y cuidarnos, en general, física y emocionalmente.

Mención aparte merecería todo lo que puede acontecer, en términos de pareja, en una familia que no duerme bien. He tenido el placer de asistir a más de un proceso de reconciliación tras finalizar un asesoramiento de sueño exitoso. Imagínate que cada día pudieras disfrutar de dos o tres horas para ti y para tu pareja, para seguir viendo vuestra serie favorita, para retomar ese curso que abandonaste hace meses o para practicar esa actividad que tanto te relaja... ¿Qué? Te suena a ciencia ficción, ¿verdad?

Descansar es posible y más fácil de lo que puedas llegar a imaginar si tienes constancia, empatía, respeto por tus necesidades y, a la vez, por los ritmos de tu hijo. Paciencia para conseguir noches tranquilas y días felices. Empecemos por poner nombre a algunos conceptos importantes.

Entender mejor el sueño de los bebés y de los niños

Vamos a definir algunos aspectos que te ayudarán a comprender mejor cuáles son las circunstancias en las que tendría que darse el sueño de tu hijo. Son conceptos que vamos a repetir a lo largo del libro y con los que me gustaría que te familiarizaras. Regresa a estas páginas siempre que necesites recordarlos.

Sueño diurno. El sueño diurno es muy variable desde el nacimiento y tiene una primera evolución muy clara a partir del cuarto mes. Entre los seis y los veinticuatro meses, cambiará y evolucionará y, a partir de los cuatro años, no habrá necesidad de siestas. Cuando nacemos, hacemos ciclos vitales completos cada dos o tres horas (comer, dormir, hacer necesidades). Este tiempo va aumentando hasta que somos capaces de aguantar toda la mañana y toda la tarde sin dormir, echando solo una siesta después de comer. Esto ocurre aproximadamente a partir de los dieciocho meses.

Más adelante profundizaremos en la importancia del sueño diurno, pero por ahora solo necesito que sepas que tu bebé tiene unas necesidades concretas de descanso durante el día (número de siestas y duración de las mismas) y que estas tendrán que darse en un tiempo y forma determinados para que las noches empiecen a ser más llevaderas. Por eso, una de las primeras intervenciones que podrás hacer en el sueño de tu hijo será acompañarlo concienzudamente para que cumpla las cuotas de sueño diurno que le correspondan. Esta tarea, que a muchos les parece lejana e imposible, es el primer reto importante al que te enfrentarás. Después hablaremos en detalle sobre cómo conseguirlo.

Sueño nocturno. Como su nombre indica, es el sueño que tiene lugar por la noche. Se caracteriza por ser más profundo y reparador; es el momento en el que nuestro cuerpo intenta descansar completamente. El cuerpo duerme y ralentiza, o incluso detiene, algunas funciones vitales para recargarse y centrarse en otras igual de importantes. Por ejemplo, nuestro estómago o nuestra vejiga se «desconectan» del cerebro, lo que nos permite pasar muchas horas sin orinar o comer. Algo característico de los niños que no duermen bien por la noche es la necesidad de comer con más frecuencia porque cuando esta desconexión no existe, el cuerpo pide más calorías, lo que puede ocasionar desvelos por hambre en momentos en los que por peso y edad podrían ser capaces de dormir «toda» la noche. Son niños que, por lo general, también se levantan con el pañal mucho más lleno que otros de la misma edad que duermen más horas.

Ventanas de sueño. Este es uno de los conceptos más importantes y que más vas a tener que revisar y controlar durante todo el proceso. Las ventanas de sueño son los tiempos de vigilia recomendados por edad, es decir, el tiempo que debe estar despierto el niño entre períodos de sueño para que no se sienta demasiado cansado. Cuando vayamos avanzando y seas capaz de diseñar tus propios horarios, verás que las ventanas de sueño serán las grandes protagonistas a la hora de decidir en qué momentos echará las siestas. Pero no solo eso; tenemos que conseguir un equilibrio perfecto entre la cantidad de sueño diurno necesario y las ventanas de sueño correspondientes, que no deberán ser ni más ni menos largas de lo previsto para su edad ¡Es un lío! Pero iremos poco a poco para que lo entiendas bien. Aunque las ventanas de sueño son muy importantes, al principio y hasta que todo vaya cogiendo forma, probablemente no puedas hacerlas perfectas. De momento, será especialmente relevante, para ir ajustando todo, que prestes atención a las **señales de sueño.**

Señales de sueño. Poco que explicar aquí... Son los gestos que realiza nuestro hijo para indicarnos que está en un valle de actividad y que necesita descansar. Algunos son comunes en muchos niños, como frotarse los ojos, tocarse las orejas o, por supuesto, bostezar; otros, son característicos de cada niño, como tocarse el pelo, mecerse o infinidad de gestos propios que tendremos que observar y aprender a identificar para atenderlos eficazmente. Siempre que las señales de cansancio aparezcan, hay que intentar adaptar las ventanas de sueño de ese día, ajustar horarios e intentar encajar todas las piezas del puzle para conseguir el equilibrio entre lo que el niño está reclamando y el próximo período de sueño que tenías planificado. Esto es muy importante porque, aunque diseñes un horario, y tendrás que hacerlo e intentar seguirlo lo máximo posible, habrá días que, por diferentes causas (por ejemplo, una noche de desvelos en la que el niño ha dormido poco), estas señales de sueño aparezcan antes y tengas que modificar el plan y a la vez ir ajustándolo durante el resto del día para realizar las siguientes siestas a la hora estipulada o tan cerca de esta como sea posible.

Hábitos externos de conciliación. Van a ser el primer hándicap importante que vas a encontrarte. Llamamos hábitos externos de conciliación a las diferentes necesidades que tienen nuestros hijos para conciliar el sueño, cualquier aprendizaje adquirido para el momento de dormirse que dependa de otra persona. Estos hábitos o muletillas que necesitan para dormir y que no les pertenecen, es decir, que no pueden gestionar de forma autónoma, supondrán una dificultad cada vez que se despierten porque al no saber conciliar el sueño por sí mismos, reclamarán a la persona, objeto, etc. de quien dependa su descanso. Y pueden llegar a enfadarse mucho porque si tienen sueño y no se saben dormir, pues se sienten mal, como es comprensible.

Además, estos hábitos que desaparecen cuando se duermen (chupete, pecho, movimiento, etc.) son un motivo más de preocupación para ellos por la noche. Imagina que te acuestas plácidamente en tu cama y, sin saber cómo, despiertas en la habitación de un hotel. ¡Menudo susto! «Pero ¿cómo he llegado hasta aquí?», te preguntarías alarmado... Algo así le pasa a un bebé cuando se duerme en el pecho de su madre o en los brazos de su padre y aparece en un espacio frío y prácticamente desconocido para él, como su cuna. O si se queda dormido en el carrito después de pasearlo y luego lo trasladas a otro lugar. «¡Pero si yo estaba tomando teta!» Inmediatamente reclamará reproducir la última situación en la que se durmió porque tiene sueño, porque quiere seguir descansando y no sabe que puede hacerlo por sí mismo. Entonces, si no le das el soporte que pide, se enfadará y acabará por desvelarse.

Estos hábitos se llegan a instalar hasta tal punto que no pueden conciliar el sueño de manera autónoma, a menos que les ayudemos a adquirir esa habilidad. Y esta es la primera clave importante que quiero que sepas: a dormirse por uno mismo, se puede aprender. Para que entiendas la importancia de acompañarlos en este proceso, imagínate (quizá no te hace falta) que tu pareja es de esos adultos que necesita dormirse con la radio puesta. Cada vez que termina sus fases del sueño y se desvela un poco más de lo normal, tiene que volver a conectarla para después quedarse dormido en cuestión de segundos; o a lo mejor se desvela, pero se queda escuchándola tranquilo hasta que el cansancio vuelve. Bueno... una extravagancia de tu pareja con la que es fácil lidiar, ¿no? Pero ¿y si cada vez que se desvela y quiere encender la radio te despierta?: «Cariño, se me ha caído un auricular, ¿me lo puedes volver a poner, por favor?». ¡Pensarías que ha perdido la cabeza! Esta situación casi cómica ocurre cada noche, una y otra vez, con nuestros hijos. ¿Verdad que tiene mucho más sentido que puedan hacerlo por sí solos?

Ciclos de sueño. Sin entrar en grandes detalles (ampliaré la información en las siguientes páginas), te interesa saber que en nuestros períodos de sueño pasamos por cuatro fases diferentes: seguro que has oído hablar del sueño REM y el sueño no REM, que son los conceptos más conocidos. Todas estas fases deben completarse en los tiempos adecuados para que todo funcione bien. Aquí surge de nuevo el concepto de sueño evolutivo, porque se irán alargando desde que nacemos hasta que seamos adultos, cuando los ciclos completos duran entre una hora y media y dos horas. Pero en los bebés y niños pequeños duran cuarenta o cuarenta y cinco minutos, a veces incluso menos. Por eso se despiertan con tanta frecuencia.

Algo que quizá no sepas es que los adultos también nos despertamos en muchas ocasiones cada noche: te arropas porque sientes frío, te giras, sientes ganas de ir al baño, te acomodas la almohada, miras a ver si tu hijo respira (¿pensabas que eras el único?). Estos microdespertares son completamente normales y **todos los tenemos**, pero tenemos un hábito de conciliación y por eso conseguimos (casi todos) enlazar unas fases con otras sin mayor problema y dormimos «toda la noche».

En los niños se dan dos situaciones. La primera es que estos ciclos son más cortos, como hemos dicho, algo en lo que no podemos intervenir de ningún modo; la segunda es que si su hábito de conciliación depende de otra persona, como acabamos de explicar, cada vez que completen un ciclo, tendrán dificultades para volver a dormirse y llegarán incluso a despertarse por completo. Por suerte, en esto sí podemos ayudarles, porque es bastante habitual encontrarse con bebés que se despiertan cada cuarenta y cinco minutos durante toooda la noche. ¡Agotador!

Despertares nocturnos. Son aquellos despertares que ocurren durante la noche, no hay mucho más que aclarar. A este respecto, es importante saber que tenemos que establecer un inicio y un fin de la noche y que todos los despertares que se den en ese rango se tratarán como despertares nocturnos. Es decir, que si establecemos que la noche acaba a las siete de la mañana y el niño se despierta a las siete menos cuarto, abordaremos el despertar igual que si fuesen las tres de la madrugada aunque solo falten quince minutos. De esta forma nos aseguramos de que mientras dure la noche no sale de la habitación y hacemos una diferenciación clara de cuándo toca dormir y cuándo toca estar despierto.

Desvelos. Otro gran quebradero de cabeza. El niño se despierta en mitad de la noche y no hay manera de que se duerma, aunque hagamos todo lo que pensamos que nos está reclamando, incluso ofrecerle la muletilla habitual. Pueden darse de forma aislada o, a veces, hasta cada noche. Pueden responder a patrones de repetición y suceder a determinadas horas o ser completamente impredecibles. Lo más importante que has de saber sobre los desvelos es que hay que tratarlos como despertares nocturnos y, en consecuencia, no salir del dormitorio. Solemos pensar que si lo llevamos a otros sitios a pasear, le cambiamos el pañal o le sorprendemos cambiando de actividad, acabaremos con el desvelo antes, pero, al contrario, conseguiremos que se estimule más. ¿Lo mejor? No encender ninguna luz y comportarnos como padres cariñosos, pero tremendamente aburridos.

Ahora que ya hemos definido los conceptos básicos que afectan al sueño, vamos a definir los tiempos de descanso y vigilia óptimos según la edad.

¿Cómo debería ser un sueño reparador?

Aproximadamente, a los cuatro meses de edad adquirimos las cuatro etapas del sueño. De hecho, muchos de los problemas de sueño empiezan en este momento, con este gran cambio. Muchas familias me cuentan que sus bebés dormían perfectamente y apenas se despertaban una o dos veces para comer, incluso ninguna, y que, de pronto, empezaron a despertarse constantemente. No se trata de una crisis o de algo pasajero: es la forma en la que empiezan a procesar sus fases del sueño lo que provoca este cambio, por lo que hay que ser especialmente cuidadosos, pues según cómo gestionemos este incremento de los despertares, así serán nuestras futuras noches.

Muchas de las muletillas habituales comienzan en este momento, cuando tratamos de hacer todo lo posible por que se duerman y sin darnos cuenta nos acomodamos con lo que mejor nos funciona; así empezamos a generar el hábito. Así que si me estás leyendo y tu bebé aún no ha nacido o no ha llegado a esta edad, ¡estás de suerte! En tu mano está evitarte muchos desvelos si actúas de manera preventiva y le vas apoyando mientras aprende a dormir por sí solo, sin quedarte «atrapado» en ninguna de las fórmulas que te funcionan.

Te contaré ahora la parte que más nos afecta. Para conseguir el ansiado descanso, y para que el sueño sea reparador de verdad, será necesario que pasen por todas las fases de manera completa y sin interrupciones. Vamos a describirlas brevemente para que sepas qué pasa en cada una de ellas:

Fase 1. Es la fase inicial del sueño. En este momento es muy fácil despertarse, pero lo bueno es que dura muy poco, se calcula que entre diez y quince minutos. Durante esta fase se recomienda siempre que te quedes con él en la habitación para evitar que al salir se despierte. Yo siempre cuento que es el momento de usar «el truco del móvil»: si enciendes la luz de la pantalla para consultar tus redes sociales y no se mueve, puedes irte.

Fase 2. Es la que más se repite durante la noche y la que mayor duración tiene. Puede llegar a suponer más de la mitad del sueño que realizamos cada día. En este punto, comienza el cese del movimiento corporal y aparece una pérdida de consciencia leve, pero el sueño es bastante ligero todavía. Si alguien da un portazo o los vecinos ponen música para bailar, es más que probable que nuestro pequeño se despierte. Como es la fase más repetida, esta circunstancia se puede dar muchas veces durante la noche; por eso, si dormimos con él, es fácil que se despierte, por ejemplo, si alguno de los padres ronca cuando él se encuentra en sueño ligero.

Fase 3. Entramos en sueño profundo, llega la ausencia de consciencia, la relajación profunda. Nuestra presión arterial y nuestra respiración descienden considerablemente y nuestro cuerpo se prepara para la recuperación física. Es en esta fase cuando se dan ciertos trastornos como los terrores nocturnos o el sonambulismo. La frase «dormir como un bebé» hace en realidad referencia a su capacidad de entrar en sueño profundo muy rápido durante los primeros momentos de su vida y no a dormir mucho, como bien sabrás; y es que cuando somos muy pequeños y solo tenemos dos fases del sueño, al dormirnos pasamos directamente a este estado del que es más difícil despertarse. Seguro que reconoces esta sensación: tu hijo te despierta y te sientes totalmente aturdido, casi mareado; es porque has salido de golpe del sueño profundo en el que estabas.

Fase 4. Es la fase REM, en la que son muy característicos los movimientos oculares y hay una actividad cerebral bastante intensa. En contrapunto, mientras el cerebro está a toda máquina, a nivel muscular hay una parálisis generalizada. La razón es que es en este momento cuando soñamos; de esta forma, aunque sueñes que estás corriendo, no te caerás de la cama, sino que tu cuerpo permanecerá totalmente inmóvil.

Ya hemos hablado de la importancia de que los ciclos se den correctamente, pero hay diferentes circunstancias que pueden hacer que las fases del sueño no se realicen de manera total, que sean interrumpidas o que no alcancen la duración necesaria. Vamos a analizar algunas de las más habituales:

El **ritmo circadiano** y las señales claras del día y de la noche. Esto es algo en lo que podemos ir trabajando desde que el niño tiene aproximadamente tres meses, que es cuando empiezan a tener más clara esta diferenciación. Es importante hacer una transición clara a través de la luz y de las actividades reservadas para cada momento.

Tener unas **rutinas diferenciadas** para el día y la noche, muy en relación con el punto anterior. La estructura y la repetición son importantes para que el niño distinga los momentos de actividad y descanso. Gracias a las rutinas entienden y pueden adelantarse a lo que viene; esto ayuda a fijar el aprendizaje mucho más fácilmente. Por eso, cuando somos capaces de llevar un horario, vemos con asombro y felicidad que en los momentos previos a los que les corresponde dormir empiezan a tener sueño y poco a poco todo se vuelve más fácil.

La **percepción sensorial** del bebé o niño es algo a tener muy en cuenta también. Hay niños que son capaces de dormir con luz y ruido, que se quedan dormidos en cualquier parte sin ningún problema, y otros a los que la más mínima estimulación les provoca rápidamente un despertar. Esta sensibilidad hará que algunos puedan dormir sin problema mientras su hermano llora o uno de sus padres se levanta al baño y que para otros sea completamente imposible conciliar el sueño en esas circunstancias.

La **alimentación diurna y nocturna**. Los bebés y los niños tienen unas necesidades calóricas que cumplir y lo harán en un momento u otro; por tanto, si por el día no comen lo suficiente, lo reclamarán seguro por la noche, y viceversa. Cuando empiecen a ordenar la alimentación por la noche, comerán más cantidad de día. Me encuentro, por ejemplo, con niños con un patrón de alimentación excesivo de noche porque son lactantes de pecho que no toman nada de leche en ausencia de la madre. Si esta se ausenta varias horas durante el día, será de esperar que la noche sea el momento preferido de su hijo para comer. El sueño, además, regula el apetito a través de diferentes procesos hormonales; así, se suele sentir más hambre cuanto peor se duerme.

La **actividad diurna**. Igual que nos ocurre a los adultos, la actividad física, el movimiento, el juego en definitiva en el caso de los niños, son necesarios para que su ritmo se vaya adaptando a los períodos de actividad y descanso que necesitan para conciliar el sueño y dormir bien. El movimiento libre es de especial importancia cuando son pequeños para que sus necesidades de actividad se vean cubiertas y el descanso ocurra en mejores condiciones.

Existen también **patologías** que pueden afectar profundamente al sueño y que siempre habrá que descartar. Más adelante, hablaremos en profundidad de cómo pueden estar impidiendo vuestro reposo. Algunos de los trastornos que encontramos con alta incidencia sobre el sueño son las alergias con afección respiratoria, el reflujo gastroesofágico o la apnea del sueño.

Por último, los **hábitos externos de conciliación** de los que ya he hablado antes. Pueden ocasionar interrupciones constantes y dificultan, sin duda, que el niño enlace un ciclo con otro y consiga así dormir cada vez más horas seguidas y tener un descanso más reparador. Cuando las muletillas van desapareciendo, los períodos se alargan de forma natural.

Estas son las circunstancias más habituales que me he ido encontrando, pero no son las únicas y en cada caso habrá factores únicos que será necesario analizar para comprender la situación en la que se encuentra cada uno.

¿Cuánto debería dormir tu bebé/niño?

Con frecuencia me encuentro con padres que se sorprenden mucho (para mal) cuando les digo cuáles serían los tiempos recomendados de sueño durante el día y la noche. No menos habitual es para mí escuchar frases como «mi hijo no puede dormir tanto, es muy despierto» o «seguro que mi hijo necesita dormir menos, igual que yo»; incluso hay padres descreídos que al escucharme hablar de sueño diurno afirman cosas como «si duerme tanta siesta luego no querrá dormir por la noche».

Pero si hay algo que sorprenda a los padres durante los procesos de asesoría de sueño cuando empezamos a avanzar, es la **gran capacidad oculta que tenían sus hijos para dormir**, mucho mayor de la que ellos habían imaginado. Y es que aquí, el «menos es más» no se cumple en absoluto. Cuanto mejor descanse durante el día, mejores serán las noches; cuanto antes se acueste (dentro de unos límites que definiremos, obviamente), mejor y más profundamente dormirá después y, al contrario de lo que se pueda pensar, más tarde se despertará. El cansancio excesivo es el mejor aliado de los despertares y desvelos. Así que no te preocupes si ahora te encuentras con totales de sueño muy lejanos a sus cuotas de sueño actuales; vamos a ir trabajando eso paso a paso.

PROMEDIOS DE SUEÑO POR EDADES
DE SEIS MESES A TRES AÑOS

Edad	Noche	Día	N.º de siestas
6-8 meses	11-12	3-4	2-3
9-11 meses	11-12	2,5-3	2
12-17 meses	10,5-11,5	2-3	1-2
18-24 meses	10,5-11,5	1,5-2,5	1
2 años	10,5-11,5	1,5-2	1
3 años	10-11	1-2	0-1

En la tabla podemos ver los tiempos aproximados de sueño nocturno y de sueño diurno y la cantidad de siestas que realizarán según su edad.

VENTANAS DE SUEÑO

Edad	Tiempo despierto mañana	Tiempo despierto tarde
6-8 meses	2-3 h	2-3 h
9-11 meses	2-3 h	3-4 h
12-18 meses	3-4 h	3-4 h
19-30 meses	5-7 h	4-5 h

Las ventanas de sueño son los períodos máximos que se recomienda que estén despiertos por la mañana o por la tarde según su edad. Así, en la tabla vemos que los bebés de entre seis y ocho meses pasarán un máximo de tres horas despiertos entre períodos de sueño. Entre los doce y los dieciocho meses, por ejemplo, estarán tres o cuatro horas despiertos desde que se levantan; tres o cuatro horas después de la primera siesta empezarán la segunda y, nuevamente, tres o cuatro horas después de la segunda siesta, será hora de acostarse por la noche.

En general, serán capaces de estar más tiempo despiertos por la tarde, excepto cuando pasan a echar una sola siesta; entonces será por la mañana cuando tengan el período más largo de vigilia del día.

Todo esto es un embrollo, lo sé, así que lo veremos más a fondo en el capítulo sobre horarios, en el que también profundizaremos en el concepto de ventanas de sueño, tan importante, como ya hemos visto, para el buen desarrollo del plan. Es verdad que cada niño es único y que esto son solo valores genéricos, pero te puedo asegurar que son bastante acertados y que debemos intentar cumplirlos lo mejor posible.

En las tablas puedes ver también qué te espera en los próximos meses y así ir realizando en cada etapa las adaptaciones necesarias para proporcionarle a tu hijo las mejores circunstancias que garanticen su descanso (y el tuyo de paso).

Ahora que hemos descrito brevemente cuáles son los propósitos en lo que a tiempos se refiere, me gustaría que plasmases tus propios objetivos. Es necesario que sean realistas, así que revisa los tiempos según la edad de tu bebé o niño y piensa cómo te gustaría que fuesen los días y las noches. De este modo podrás regresar a esta página dentro de unas semanas y comprobar los cambios que habéis conseguido juntos.

Escribe aquí tus objetivos:

....
....
....
....
....
....
....
....
....
....

2

¿Tiene mi hijo un problema de sueño?

Voy a empezar por darle la vuelta a esta cuestión: ¿tú crees que tu hijo tiene un problema de sueño? Te lo pregunto porque solo de ti, de tus circunstancias personales, de tu tolerancia a determinadas situaciones, de tu carácter, etc., dependerá realmente la respuesta. Las familias a las que asesoro tienen infinidad de circunstancias diferentes, algunas muy parecidas entre sí, pero cómo afectan a cada persona es algo totalmente único.

Me explico. Quizá para una familia en la que los dos padres trabajan, se levantan a las seis y media de la mañana y pasan todo el día fuera, en trabajos exigentes física o mentalmente, es muy difícil de gestionar que su hijo se despierte tres o cuatro veces durante la noche. Si en esa misma familia, el padre regresara a mediodía y pudiera echar una siesta con su hijo y así tener más energía para afrontar la noche, probablemente esos tres o cuatro despertares no les parecerían tan graves. O si todos duermen juntos en la misma cama, el bebé o niño se despierta solo para tomar leche y se duerme, puede que la situación fuera tolerable para muchos. Hay personas que consideran normal lo que a otras les parece completamente insoportable.

El tiempo que llevamos teniendo los problemas de sueño también es relevante, esa voluntad de «aguantar otro día» que muchos padres sentimos hasta que un día, sin saber por qué, el vaso se llena y no podemos soportar ni un día más. Y, desde luego, algo que a casi todas las familias suele llevarles del agotamiento a la desesperanza es el no saber cuándo mejorará la situación o cuándo se solucionará definitivamente. Muchas veces, en consulta, las familias me plantean cosas como «¿Esto durará mucho?» o «Llevo así desde que nació, puedo aguantar un poco más si me dices que esto va a terminar dentro de poco».

Mi respuesta no suele traerles buenas noticias porque no es algo que se pueda saber en absoluto. Lo cierto, como bien sabemos todos, es que los problemas de sueño infantiles no tienen un principio y un fin y que puedes tener un bebé de seis meses que duerme toda la noche o un niño de dos años y medio que se despierta cada hora. Incluso hay niños mucho mayores que no son capaces de dormir solos, que tardan hasta dos horas en dormirse por la noche o que terminan asustados en la cama de sus padres cada día. Las situaciones son muchas y variadas y solo tú puedes saber cómo te están afectando, cómo crees que afectan a tu hijo y, sobre todo, valorar en qué mejoraría vuestra vida si las cosas fueran de otro modo.

El sueño es evolutivo, lo vuelvo a decir, esto es totalmente cierto. No tenemos las mismas fases del sueño cuando nacemos que cuando somos adultos. La duración de estas depende además de nuestra edad y nuestras necesidades durante la noche también van evolucionando a medida que crecemos o que se van modificando nuestras circunstancias vitales. Por eso, en realidad, podemos tener problemas de sueño en cualquier momento de nuestra vida derivados de muchos factores.

Los adultos, por ejemplo, perdemos el sueño, y la calidad del mismo desciende cuando las preocupaciones llegan a nuestra casa. Quién no ha tenido una mala noche a causa de problemas en el trabajo, en la familia, en la pareja, etc. También podemos pasar temporadas en las que el estrés nos impide descansar con normalidad o en las que estamos tan cansados que no podemos dormir las horas que necesitamos porque nos cuesta mucho desconectar. Y, por supuesto, los hijos y todos los desvelos que conllevan por infinidad de motivos. Seguro que muchas de estas situaciones te resultan familiares, pero, por normal general, las asociamos claramente a algo que nos está pasando, algo de lo que podemos ver más o menos el principio y el fin, y desde esta certidumbre son mucho más llevaderas. A nuestros hijos, en cambio, muchas veces no sabemos qué les pasa, cómo podemos ayudarles, si es normal y cuándo acabará, lo que aumenta la frustración notablemente.

También nosotros tenemos hábitos de conciliación cuando menos extraños. He conocido adultos que necesitan la televisión o la radio, ruido orgánico toda la noche, movimiento rítmico, que no son capaces de dormir si no están acompañados, que no duermen bien si no es con su almohada o en su casa, que tienen una intolerancia muy alta a la luz o al sonido; en fin, que hay muchas situaciones que, circunstancialmente o de manera continua, afectan a nuestras noches. Pero, a diferencia de los niños con «problemas de sueño», tenemos la habilidad más importante que a ellos les falta: **podemos conciliar el sueño solos.**

La falta de esta habilidad en cualquier etapa de la infancia es la base de casi todas las circunstancias que impiden el descanso de todos. Y aquí es donde la evolución del sueño nos complica la vida a los padres, porque se considera totalmente normal que un niño tenga ciclos de sueño de cuarenta y cinco o cincuenta minutos, incluso más cortos, pudiendo llegar a hacerlos de entre treinta y cinco y cuarenta minutos. ¿Entiendes lo que esto significa? Que tanto de día como de noche podrían llegar a despertarse cada vez que se completan esos ciclos, es decir, constantemente. Cuando esto pasa, nos encontramos con esas familias que ven todas las horas del reloj cada noche, algo altamente desesperante para cualquiera que se lo imagine. Aunque estos despertares se solucionen en cuestión de segundos, o minutos a lo sumo, sostener esta situación en el tiempo es incompatible con llevar una vida productiva a la mañana siguiente, rendir en el trabajo, estar alerta o tener ganas de algo que no sea irte a la cama en cuanto puedas.

Pero sí, es normal. Esta es la mala noticia: que tu hijo se despierte mucho es completamente normal. La buena, por contra, es que podemos analizar por qué ocurren esos despertares y ayudar al niño a que poco a poco pueda gestionarlos de manera autónoma, o con el menor soporte posible, para que así lleguemos al ansiado propósito de dormir «toda la noche». Entrecomillo la frase porque tu hijo seguirá teniendo microdespertares, igual que tú, pero irá aprendiendo a enlazar unos ciclos de sueño con otros. Nuestro principal objetivo tiene que ser hacerle saber que está en un lugar seguro, que sus padres lo quieren y lo protegen a cualquier hora del día y de la noche, que estarán siempre que los necesite y por la razón que sea, y que puede dormir tranquila y plácidamente y descansar desde el convencimiento de que estaremos velando por él todo el tiempo.

¿Por qué unos niños se despiertan más que otros?

Esta es la gran pregunta que se hacen muchos padres: «pero ¿por qué a mí?». «¿Habrá sido culpa mía?», «¿tengo mala suerte?». Hay muchos factores que pueden estar afectando a la calidad del sueño de los bebés o niños: aspectos propios, como el carácter o las experiencias vividas; otros aprendidos, como pueden ser los hábitos externos de conciliación; rutinas no muy saludables que establecemos por repetición; o simplemente situaciones estresantes que ocurren en un momento concreto o de manera continuada.

La parte de la que podemos ser más responsables, y no quiero que te vayas a sentir ahora culpable, porque estamos donde estamos y da igual por qué, es la de insistir para que aprendan algo que pensamos que es bueno y que, sin embargo, después se transforma en un problema de sueño. Cuando trabajo con familias en asesoría de lactancia, me resulta habitual encontrar, por ejemplo, a madres y padres frustrados porque su hijo no coge el chupete para nada, solo quiere pecho. Los padres sospechan que conseguir ese logro les ayudaría a sentirse algo más liberados, sobre todo a la madre, que vive con un bebé pegado a su pecho y tiene que sobrevivir a esas primeras semanas de puerperio tan duras. A base de insistir mucho, el niño adquiere el hábito de usar el chupete, pero entonces empieza a reclamarlo insistentemente durante la noche, para calmarse en cualquier momento; cada vez que se le cae, se despierta. Algo que habíamos iniciado para superar un obstáculo nos ha llevado a otro y ahora nos pasamos las horas poniéndole el «tapón» al bebé.

¿Cómo hemos llegado a esta situación? Pues, aunque cueste admitirlo y, por supuesto, como decía, sin ápice de culpa, porque cada uno hace lo que considera mejor en cada momento, es algo que habremos provocado nosotros. Si insistentemente le decimos al bebé que la mejor manera de calmarse es succionar el chupete, si no ofrecemos alternativas, aprenderá que la forma de calmarse es succionar el chupete. Cuando ya ha aprendido esto que nos ha costado nuestro buen empeño, lo pedirá de día cuando lo necesite y, claro está, lo reclamará a la hora de dormir para poder entrar en un estado de calma y, finalmente, dormirse. Y, como ya sabemos, lo pedirá cada vez que quiera volver a conciliar el sueño en cada uno de sus casi infinitos despertares nocturnos.

Otras veces es la repetición del hábito por ser el que mejor nos funciona: «yo lo cojo, que se calma antes», «yo lo duermo, que lo llevo mejor». Esto pasa mucho con madres lactantes que usan la lactancia para todo porque, ya sabemos, funciona de maravilla y es un recurso fabuloso. Pero, de pronto, ya no puedes delegar esa tarea en nadie, ya solo se duerme o se calma contigo y cada vez es peor. Con el tiempo, te das cuenta de que tienes que estar acostada a su lado cada vez que quieres que duerma porque si te vas, se despierta y te reclama.

Con el chupete o con el pecho ocurre además que si se quedan dormidos con ellos en la boca y se les cae, entran en un estado de alarma («¡Eh! ¡Mi chupete! ¡Mi teta!») y vuelven a engancharse con más vigor hasta que se quedan dormidos, se les va cayendo y... vuelta a lo mismo. Y así una y otra vez hasta que caen rendidos y aguantan un ciclo de sueño o varios enteros para después despertarse y volver a empezar.

Muchas de las situaciones en las que ahora nos encontramos son aprendidas, y si cualquier aprendizaje lleva su tiempo, mucha repetición y hasta empeño por nuestra parte, ayudarle a abandonar esos hábitos o instaurar otros nuevos va a suponer un esfuerzo importante de todos, esfuerzo para el que tenemos que prepararnos y concienciarnos. Puede que durante un tiempo duermas incluso peor, porque ahora tiene muchos microdespertares que se solucionan en segundos, pero si eliminas la muletilla, pasarás a tener varios desvelos y a estar todavía más cansado. Además, en el caso de nuestro bebé o niño, que no ha pedido esto y que está tan a gusto con la situación aunque no sea la mejor para su salud, también puede suponer algún que otro enfado. Desde el amor, el respeto y la profunda empatía hacia lo que él está sintiendo, tendremos que estar a su lado y acompañarlo poco a poco para que aprenda nuevas habilidades a la hora de dormirse y genere los recursos que le faltan para poder descansar de verdad.

¿Se puede aprender a dormir?

Ciertamente, yo no puedo enseñar a tu hijo a dormir y tú tampoco, pero, por suerte, ¡él ya lo sabe hacer perfectamente! Igual que tú. **Dormir es una necesidad fisiológica** que, de una forma u otra, en mejores o peores condiciones, todos llevamos a cabo en algún momento del día. Y es que nuestro cerebro, antes o después, nos pide desconectar. Ya sea con más facilidad o menos, durante más o menos tiempo, con mucha ayuda o poca, vamos a dormir para recargar nuestro organismo y realizar toda esa serie de complejas funciones que, de lo contrario, no serían posibles durante el período de vigilia. Por tanto, dormir no es el problema, así que hablemos de **conciliar el sueño**.

Puede que hayas visto en la televisión con cierta envidia alguna escena idílica en la que un padre deja a su hijo en la cuna o en la cama, le desea buenas noches y se marcha con una sonrisa de la habitación. Puede que incluso conozcas a alguien que hace esto cada noche y pienses: «pero ¿será verdad?», «¿por qué yo no puedo conseguirlo?». Probablemente creas que es una cuestión de suerte. Bueno... hay niños que comen «bien», niños que duermen «bien», niños más activos o tranquilos, niños que necesitan más o menos contacto, así que... es algo que escapa a nuestro control. Solo te queda aceptarlo y pensar que pronto pasará, «así es mi hijo y no hay nada que yo pueda hacer para cambiarlo».

Lo cierto es que en un proceso de aprendizaje para conciliar el sueño de manera autónoma los resultados son muy variados y dependen de dos grandes factores: el carácter del bebé o niño y la consistencia de los padres. La sensibilidad, la tolerancia y las emociones de cada uno generan un perfil único que provoca múltiples resultados en unas circunstancias iguales o parecidas. Pero hay algo que funciona con todos, algo que si practicamos desde que son pequeños nos será de gran utilidad durante toda la vida y que, te aseguro, mejorará tu situación si es que no llega a solucionarla por completo: **la flexibilidad.**

Volvamos al ejemplo del chupete, aunque también es aplicable al pecho y al biberón. Si cada vez que queremos ayudar a nuestro bebé o niño a que se calme, a que se duerma, a que deje de llorar, utilizamos un solo recurso, estaremos enseñándole que esa es la forma de recuperar la calma, lo cual nos será útil muchas veces. ¿Quién no ha sacado rápidamente la teta cuando nuestro pequeño se ha dado un golpe y ha sido como magia que haya conseguido curar de inmediato el más intenso dolor? ¡Y es tan bonito...! No se trata de no utilizar los recursos que nos funcionan, sino de intentar buscar otros nuevos y aplicarlos en diferentes momentos.

En el momento de dormir esto es especialmente importante. Si siempre dormimos al bebé o al niño en brazos, en la hamaca, dándole el pecho o el biberón hasta que cae en un sueño profundo, etc., estaremos enseñándole a dormir así, seremos nosotros los que estaremos generando ese hábito. Y voy más allá, si siempre se encarga la misma persona, será muy difícil que pueda dormirse con otra; ocasionará incluso episodios de llanto intensos, el niño tardará en entenderlo más y solo reclamará lo que él cree que necesita para dormirse. Todo te costará un esfuerzo extra si no buscas esa maleabilidad. Quizá pienses «bueno, es que si se duerme a la teta, pues lo tiene que dormir su madre, no hay más», y tienes razón, pero aquí es donde tenemos que aplicar el concepto de flexibilidad más aún y no acomodarnos solo a lo que nos funciona. Y esto también sirve para las mujeres que amamantan, que, aunque te parezca increíble, son capaces de dormir a sus hijos lactantes de pecho sin amamantarles, ¡de verdad!, ¡se puede! Pero, claro, al principio va a ser probablemente mucho más costoso que con el método habitual. Así que aplica esta fórmula mágica cuando te pongas a ello: **flexibilidad, paciencia, repetición y empatía.**

Una práctica que aconsejo desde que nacen y que puedes empezar a practicar desde hoy mismo es que cada día lo duerma uno si vuestros horarios lo permiten. De la misma forma, y siempre que sea posible, que cada vez lo atienda uno en los despertares nocturnos. Esto es más complicado cuando son muy bebés y se despiertan para comer; no se trata de introducir fórmula cuando sea el turno del padre o de la madre no lactante, ni mucho menos, pero cuando ya hemos pasado la barrera de los seis meses, la alimentación ya no es un problema y podemos empezar con estas pautas de intercambio de personas. Más adelante hablaremos a fondo de la alimentación durante la noche para que sepas cómo abordarlo.

Puedes probar diferentes maneras: que cada noche se encargue uno, que uno se encargue de dormirlo y otro de los despertares, que lo atienda uno en cada despertar, que cada uno se ocupe una mitad de la noche o cualquier método que funcione y que encaje con las rutinas laborales y familiares. En familias monoparentales, o en las que por trabajo no es posible compartir la responsabilidad, es importante buscar otros momentos del día para practicar esta flexibilidad con otros familiares y en su espacio de sueño habitual. Si los abuelos o tíos están disponibles, quizá puedan encargarse de alguna siesta. Y si esto tampoco puede ser, buscaremos esa flexibilidad probando diferentes métodos a la hora de dormir y en los despertares para que ninguno se quede instalado como un hábito. Sobre todo, no te rindas; te va a costar más, pero lo vas a conseguir. Es muy reconfortante descubrir que tienes más habilidades de las que pensabas.

¿Cuántas veces es «normal» que se despierte?

Esta duda es de las que más preocupa a las familias. Encajar a nuestro bebé o niño en los patrones de normalidad nos da energía extra para pasar otra noche más sin descansar, así que las preguntas que más escucho son: «¿cómo de habituales son los despertares que tiene mi hijo para su edad?», «¿cómo sé si tenemos un problema de sueño o si es una situación completamente normal para su edad (aunque costosa para los padres)?».

Hay tantísimas circunstancias que pueden afectar a los despertares nocturnos o a la carencia de sueño diurno que definir un patrón de normalidad es imposible: causas genéticas, vivencias experimentadas desde el embarazo o en sus primeros meses de vida (no solo por él, sino por los padres), enfermedades o patologías, hábitos de conciliación y, por supuesto, la **capacidad de dormir** según su edad.

Hablamos de capacidad en el término más cuantitativo, es decir, la cantidad de horas que pueden o deben dormir al día. Hay rangos mínimos y máximos, pero por encima de esas horas no será posible que sigan durmiendo; no podemos acostar a un niño a las ocho de la tarde y desear que se despierte a las nueve y media de la mañana del día siguiente, es poco realista. Por tanto, ajustar nuestras expectativas a lo esperable, a lo biológicamente posible, es necesario para abordar cualquier proceso de sueño. No obstante, creo que cuando veas lo mucho que pueden dormir en realidad los niños, te llevarás una grata sorpresa.

En cuanto a los más pequeños, por eso hablamos siempre de esperar al menos hasta los seis meses; no podemos pretender que un bebé de tres meses duerma ocho horas seguidas por la noche (aunque unos pocos serán capaces de hacerlo). En esta etapa, es mucho más habitual que los períodos más largos de sueño nocturno sean de cinco o seis horas. Pero no será menos habitual y enmarcable como «normal» que hagan períodos mucho más cortos.

Hablábamos antes de que es precisamente a partir de los tres meses cuando van apareciendo patrones más claros de sueño y vigilia y de que, aunque el sueño sigue siendo bastante desordenado, es entonces cuando, poco a poco, podemos intentar acompañar a nuestro bebé hacia una estructura de sueño diurno y nocturno más clara. Por supuesto, hay que priorizar siempre las señales de sueño y observar a nuestro bebé, ya que, como con la alimentación, estamos en un período sensible en el que la **atención a demanda** es de vital importancia.

Entonces, en torno a los seis meses, solemos ver cada vez más claramente una estructura de siestas y sueño nocturno que se repite. Los patrones de sueño propios empiezan a hacerse más visibles y es el momento en el que podemos empezar a intervenir de una forma más directa sobre ellos. A esta edad, casi todos los niños son capaces de dormir al menos cinco o seis horas seguidas durante la noche, con una o dos tomas de alimentación; algunos podrán dormir ya toda la noche, aunque es más habitual que necesiten al menos un despertar para comer.

A partir de los doce meses es cuando la gran mayoría tiene la capacidad de dormir al menos ocho horas seguidas y el porcentaje de niños que necesitan ser alimentados por la noche desciende bastante. Casi todos podrán dormir sin comer y sin despertares de otro tipo; otros necesitarán un aporte de calorías extra, con una toma de pecho o biberón para poder aguantar toda la noche.

Por último, a los dieciocho o veinte meses, el número de niños que necesita alimentarse es ya muy reducido y prácticamente todos tienen la capacidad de dormir toda la noche sin problemas.

Destacar que la capacidad para dormir sin comer está directamente relacionada con la cantidad de horas de sueño que hacen en el período nocturno. Si el problema de sueño que tenemos hace que nuestro hijo se despierte frecuentemente por la noche, será muy difícil, tenga la edad que tenga, que sea capaz de dormir sin comer. Seguirá sintiendo, en efecto, hambre. Tómate la guía anterior como unos estándares en los que basarte, pero que necesitarán de ciertas adaptaciones planificadas en el tiempo para cumplirse finalmente. Y es que nosotros somos capaces de aguantar toda la noche sin comer porque estamos dormidos. Nuestro estómago también se «duerme» y deja de decirle al cerebro «¡Eh! ¡Que estoy vacío!», pero si pasáramos las mismas horas sin comer por el día, durante la vigilia, probablemente tendríamos un estómago quejándose con insistencia para que comiésemos. Así que cuando nos planteemos cómo queremos que sean las noches y cuáles van a ser nuestros objetivos, tendremos que tener en cuenta que habrá que ir haciendo una transición hasta que el niño sea capaz de dormir más horas y, por tanto, su cuerpo deje de pedirle alimento durante la noche.

En cuanto a los totales de sueño recomendados, en la siguiente tabla podéis encontrar los rangos por edad:

Edad	Total promedio	Rango
6-8 meses	14,5 h	12-15 h
9-11 meses	14 h	12-15 h
12-17 meses	13,5 h	11-14 h
18-24 meses	13 h	11-14 h
2 años	13 h	11-14 h
3 años	12 h	10-13 h

La columna «Total promedio» se refiere a la media más repetida para esa edad, y la última, «Rango», a los mínimos y máximos recomendados en cada una de las etapas.

Por último, hablamos de cifras generales que, obviamente, no responden a los casos de niños que tienen «problemas de sueño», ya te habrás dado cuenta. Son solo valores que muestran lo que son **capaces** de hacer, lo cual no significa que todos lo hagan, por lo menos al principio. Como en todo lo que tiene que ver con el desarrollo, hay rangos y no existe un esquema único y exacto que diga cómo debería ser el sueño saludable a cada edad, pero sí que son patrones que se ha comprobado que se repiten a esas edades y que podemos definir, más o menos, como habituales y, sobre todo, como efectivos.

¿Cuáles son las situaciones más habituales?

Aunque las circunstancias que pueden afectar al sueño de nuestros pequeños son muchas y muy variadas, hay algunas que he podido observar con bastante frecuencia:

Solo se duerme al pecho. El pecho es un recurso que va mucho más allá del factor nutricional, como bien sabes. Cuando el bebé mama, está recibiendo afecto, calor, consuelo y alimento. La leche materna, además, contiene triptófano, un aminoácido esencial que colabora en la regulación del ritmo circadiano y en la regulación del sueño. Por todo esto, dormirse al pecho es realmente fácil, placentero y está bien. Durante los primeros meses de vida es un recurso que nos ayuda en infinidad de momentos a lo largo del día; y no solo para dormir, también cuando queremos ayudarlos a regular sus emociones, consolarlos ante cualquier situación y, por supuesto, alimentarlos. Pero, en este sentido, es importante trabajar la flexibilidad de la que hemos hablado, para que no sea el único modo que encuentren para realizar esas tareas (excepto la de comer, claro). Si solo sabe calmarse y conciliar el sueño en el pecho, inevitablemente necesitará esa ayuda cada vez que despierte.

Necesita un biberón para dormir. Este punto va en la misma línea que el anterior. Quizá haya cenado estupendamente, pero llega la hora de dormir y no lo hace si no es con su biberón de 200 ml. A lo largo de la noche, y aunque por edad y por peso no le corresponda seguir comiendo, si se despierta, volverá a pedir alimento. Observamos habitualmente en estos despertares que muchos de ellos se solucionan solo succionando un poco de biberón. Se pasan la noche tomando «chupitos», pero el volumen de leche no baja especialmente y pueden, como mucho, llegar a tomarse un biberón en toda la noche. Ocurre a veces que, como resultado de un destete nocturno, introducimos el biberón para que no pase hambre. Todo parece ir bien, empieza a despertarse algo menos; de pronto, vuelve a reproducir el mismo patrón, pero esta vez reclamando el biberón. A esto se le llama cambiar una muletilla por otra y hay que estar muy pendientes para que no nos pase porque algunos niños tienen mucha facilidad para ir saltando de un hábito externo de conciliación a otro.

Solo concilia el sueño en contacto directo. Niños y bebés que necesitan dormir completamente pegados a sus padres, o bien dormirse en brazos o que piden que tengas tu mano encima de ellos toda la noche. Depende del nivel de contacto que reclamen, esto puede ser más o menos llevadero, ya que dormir pegados, si dormimos bien, o dejar la mano posada a ratos en su cuerpo es, para muchos, algo asumible y hasta agradable. Pero si para dormirlo y en cada despertar tenemos que cargar en brazos a un bebé que día a día va pesando más, se juntan los despertares y el mal dormir con alguna que otra contractura de espalda.

Solo concilia el sueño en movimiento constante. A veces se combina con el anterior, ocasionando ya una situación realmente compleja. No solo necesita dormirse en brazos, sino que tiene que ser en movimiento continuo, de pie, dando botes en la pelota de pilates, etc. Otros bebés que entran en esta categoría son los que solo se duermen si los mueves enérgicamente, si están en el cochecito en movimiento o subidos en su hamaca mientras esta se balancea también con fuerza.

Si pierde el chupete, se despierta. Muy unido a la necesidad de succionar para conciliar el sueño y también a veces como consecuencia de la eliminación de tomas de leche por la noche, es decir, cuando le ofrecemos el chupete cada vez que pide teta. Si cada vez que se le cae el chupete, se despierta (o quizá no siempre, pero si se despierta y no lo tiene, se enfada profundamente y necesita atención por nuestra parte), nos encontraremos con una situación complicada. Como te he comentado, el chupete puede ser nuestro gran aliado o nuestro peor enemigo, ya que nos ayuda a calmarlo, pero también puede suponer una verdadera pesadilla si cada vez que lo pierde nos necesita para volver a utilizarlo.

Se desvela en mitad de la noche durante largos períodos. La he dejado para el final porque puede ser el aderezo de cualquiera de las situaciones anteriores. Es más habitual que se dé en momentos más cercanos a la hora de despertarse, a partir de las cinco de la madrugada, pero realmente puede pasar en cualquier momento de la noche. Puede ser un desvelo ocasionado por alguna de las circunstancias que hemos visto o suceder de manera independiente y que no sepamos muy bien por qué. Los desvelos tienen una gran relación con el cansancio excesivo acumulado y para abordarlos hay que revisar los patrones de sueño diurno, horarios, etc.

Ya hemos definido las situaciones más habituales y los posibles problemas de sueño que podéis estar atravesando. ¿Cuáles son vuestras circunstancias?

A continuación, anota detalladamente cuál es el punto de partida en vuestro caso y qué es necesario cambiar:

....

....

....

....

....

....

....

....

....

....

Modificaciones básicas para abordar un proceso de cambio en el sueño

Ahora que conoces a fondo cuáles son las necesidades propias de tu bebé o niño, podemos empezar a meternos en materia. En esta segunda parte vas a descubrir y a construir todos los cambios que necesitáis poner en marcha para mejorar vuestro descanso.

Estas modificaciones básicas están diseñadas como un todo y no se entienden por separado. Será necesario que vayas dando todos los pasos que iremos viendo y que lo hagas, además, en el orden que te iré explicando. Las propuestas son adaptables a cada familia y tendrás que encontrar, como ya hemos comentado antes, la fórmula que os funcione a vosotros, pero es importante que sigas la estructura que te voy a aconsejar para que el proceso sea lo más exitoso posible.

Te recomiendo que, a medida que vayas leyendo, especialmente esta parte del libro, completes las partes prácticas al final de cada capítulo. Voy a proporcionarte bastante información y, como es normal, y más si llevas tiempo sin dormir bien, no será fácil recordarlo todo. Así, cuando termines de leer todos los apartados, podrás recapitular tus propias notas y conclusiones de cada una de las secciones.

En esta parte, que llamaremos básica por ser imprescindible en su conjunto, abordaremos las intervenciones sobre los horarios y la estructura del día: gestión del sueño diurno, siestas y ventanas de sueño o identificación y progresiva eliminación de hábitos externos de conciliación. Revisaremos también las diferentes fórmulas que podemos poner en práctica a la hora de dormir, elegiremos el dónde y el con quién y, para terminar, repasaremos algo de vital importancia que solemos pasar por alto, algo que parece que nada tiene que ver con el sueño y que, sin embargo, no podemos dejar de lado de ningún modo: las emociones propias, la familia, las situaciones internas y externas, las vivencias y todo lo que de algún modo nos ha traído hasta donde estamos.

3

Los horarios, la base de cualquier intervención sobre el sueño

Cualquier cambio que quieras realizar para mejorar el sueño de tus hijos debe empezar por establecer unos horarios acordes a su edad, a sus necesidades, a sus rutinas y conseguir encajarlos en la realidad de vuestro día a día. Con esto no me refiero a que si en casa os va mejor que se acueste a las diez de la noche, esto vaya a ser posible, sino a que quizá, por su edad, le corresponda hacer dos siestas y, sin embargo, va a una escuela infantil en la que solo tienen planteada una. Por tanto, habrá que buscar la forma de encajar los cambios que vas a necesitar para mejorar la calidad de vuestro sueño y encontrar la manera de que funcionen en vuestra familia.

Los horarios son la primera intervención imprescindible. No se pueden acometer el resto de las fases sin pasar por aquí. Quizá creas que vuestros horarios están bien, que os funcionan, que acostar a los niños antes de las nueve es cosa de otros países o que la rigidez no es para vosotros, pero no podemos saltarnos este paso porque de él depende el éxito de todo lo demás. Te contaba unas líneas atrás que el plan está concebido de manera global. Por eso mismo, si tus horarios son efectivamente buenos, no pienses que tu caso está perdido, porque los engranajes no van a funcionar por separado; tenemos que ir colocando cada pieza en su lugar y la primera de ellas es la estructura temporal en la que basaremos el resto de los cambios. Voy a plantearte diferentes posibilidades, a recomendarte horarios para empezar el día, para acabarlo, siestas (de esto hablaremos más en profundidad en el siguiente capítulo), a hablarte del inicio de la rutina de sueño, del momento de apagar las luces y, en general, de todo lo que en cuanto a la **parte más práctica y organizativa** se refiere.

Hablaré de cambios, a veces profundos, pero que con cierta voluntad y creatividad seguro que los puedes ir encajando. Puede que, en ocasiones, confronte con vuestra organización actual; trataremos entonces de buscar adaptaciones también desde vuestro lado. Por ejemplo, si en casa coméis a las dos y, según vuestras conclusiones al diseñar los nuevos horarios, vuestro bebé o niño tendría que estar, en un planteamiento ideal, comiendo a la una, hallar el punto de encuentro en la una y media será razonablemente fácil. Tu hijo se acostará un poquito más tarde y vosotros comeréis antes de lo habitual. En este caso, el beneficio compensará con creces, ya que estaréis compartiendo tiempo en familia a la hora de comer y generando momentos de calidad en torno a la alimentación, algo de vital importancia para favorecer, a la vez, hábitos saludables en la mesa.

Tendremos siempre que poner en una balanza todos los posibles beneficios o inconvenientes que tienen cada una de las decisiones que vamos a tomar. No se trata, en principio, de aislar todo para conseguir que el sueño mejore, sino de buscar la solución que sea efectiva y que a la vez se adapte a nuestra organización. Es cierto que en circunstancias extremas se puede llegar a realizar un tipo de intervención más profunda, casi sin tener nada más en cuenta, con la que buscamos obtener resultados rápidos de noche, aunque esto suponga un sacrificio muy grande en otras tareas o actividades que quedarán en un segundo plano (o puede que hasta desaparezcan durante unas semanas). Tomaremos esto como una situación aislada y concreta en el tiempo, por un bien mayor, y realizaremos el proceso desde el punto de vista de «abandonar» toda actividad y relación social con el único objetivo de conseguir que se cumplan las siestas, los horarios, las rutinas y que las noches mejoren cuanto antes para que vuestro ánimo pueda empezar a mejorar también.

No es algo que yo recomiende salvo en casos muy desesperados, ya que es una estrategia muy exigente. Este tipo de intervenciones tienen que acotarse mucho en el tiempo, porque sostenerlas día tras día, semana tras semana, no es realista y hará que os rindáis. Empezaréis a ser flexibles con las cosas más importantes y llegará **la falta de coherencia**, que es **la base de todo fracaso en los cambios en el sueño de nuestros hijos**.

No obstante, quiero recomendarte que intentes buscar un período en el que vayáis a estar razonablemente tranquilos. Si os vais de vacaciones dentro de dos semanas, si está a punto de empezar la escuela infantil, si se acercan las Navidades o cualquier otra circunstancia que sepas que va a perturbar el orden que estás tratando de implementar, no será el mejor momento para ponerse a hacer cambios. Busca un período que vaya a ser lo más estable y monótono posible durante al menos entre tres y cinco semanas.

Volviendo al tema de organizarnos y ajustar, habrá momentos en los que será más difícil encontrar ese camino de doble sentido. Si el niño tiene que empezar su rutina de sueño sobre las ocho y vosotros cenáis a las nueve, solo caben dos opciones posibles: adelantar mucho la hora de cenar para todos (que es posible, vaya por delante) o que tu hijo cene solo mientras tú le acompañas. Esto, dependiendo mucho de su relación con la comida, será más o menos importante; en mi opinión, siempre es mejor que busques la forma de compartir el momento de comer juntos, pues fortalece también vuestra relación en torno a la mesa, pero sé que no siempre es algo que se puede lograr.

Te pongo otro ejemplo de difícil gestión que me encuentro habitualmente: el padre o la madre trabajan hasta tarde y el niño no se acuesta hasta que llega a casa para poder compartir ese momento en familia. Reconozco que en esa situación me resulta especialmente complicado explicarles la necesidad de ser constantes con los horarios y que hay momentos en los que iniciar el sueño se da en mejores condiciones y de manera más profunda por diferentes aspectos hormonales. Sé que es un gran sacrificio, pero, de nuevo, hay que comparar los beneficios y obstáculos que nos encontraremos con cada una de las medidas que iremos adoptando. En este caso, si mamá o papá llegan a casa a las ocho, momento en el que el peque tendría que estar empezando su rutina de sueño, podemos intentar transmitirle la mayor calma posible (porque solo de vernos se va a emocionar, como es normal) y reservar esos últimos quince minutos del día para compartir un momento de conexión para, después, acompañarlo hacia el sueño y velar por su descanso.

De lo contrario, si decimos «es que llevo todo el día sin verlo» y nos ponemos a jugar o a bañarlo porque así al menos «tengo ese momento con él», nos encontraremos con un niño que se va activando cada vez más y al que luego es imposible dormir; y tú te preguntarás cómo ha pasado si cuando llegaste a casa estaba bostezando. Y así, día tras día, empezamos la noche torcida. Sin embargo, solo prestando un poco de atención, te darás cuenta de que te está pidiendo acostarse en ese momento. Es difícil tomar este tipo de decisiones, pero hay que pensar no solo en nuestro descanso y nuestros deseos, sino en que ellos tienen también unas necesidades concretas que es importante tratar de cubrir aunque eso implique perderse ese momento tan deseado.

Conciliar todo esto es realmente complicado, lo sé, pero tenemos que intentar tener una estructura lógica y favorable de horarios, aunque nos suponga un esfuerzo con el que no contábamos. Ser constantes en este punto, repetir la estructura cada día, nos hará ver los resultados cuando avancemos y otras etapas más complicadas se vayan dando con más facilidad por haber logrado este primer hito. Te diré también que cuando por fin empiece a dormir bien, comer antes, tener que adelantar la hora del baño o volver corriendo del trabajo se convertirán en problemas menores.

Empecemos por el principio: ¿a qué hora nos levantamos?

Si hay algo que te puede sorprender negativamente cuando te conviertes en madre o padre, es lo mucho que pueden llegar a madrugar los niños. Es algo innato en ellos. Lo de dormir las siestas del fin de semana sin hora o quedarnos en la cama felizmente el sábado son cosas memorables que, de momento, pocos podrán revivir. Y no solo eso; los niños se levantan con una energía difícil de gestionar para los adultos, sobre todo para aquellos que han pasado una noche repleta de despertares y desvelos («pero ¿cómo puede estar tan fresco?»).

Por un lado, tenemos, por supuesto, el límite de horas que pueden dormir según su edad, ya lo hemos hablado, pero, además, tengo otra mala noticia, y es que no podemos retrasar la hora de dormir a nuestro antojo para que al día siguiente madrugue menos. Apuesto a que ya lo has intentado alguna vez, así que ya sabes que el resultado no cambia. Esto, que así contado parece que no tiene mucho sentido, ya que nosotros cuando nos acostamos más tarde (y nos dejan), nos levantamos después, es un fenómeno que se da en la infancia y que tiene que ver con el cansancio acumulado, que también favorece esos despertares más tempranos. Pero además, y para mí es lo más relevante y lo que tenemos que entender y aceptar, es que es totalmente normal. Tener un niño que se despierta a las ocho y media es un sueño al que pocos padres pueden optar, y cuanto antes aceptemos la realidad, menos nos frustraremos.

Ahora bien, entendiendo que es normal que sean madrugadores y cuadrando con las necesidades de la familia, es conveniente pautar un horario mínimo y máximo para levantarse; así, podremos actuar siempre de la misma forma según la hora que sea. Me encuentro con familias que empiezan el día incluso antes de las seis de la mañana porque a esa hora su hijo tiene un desvelo importante y creen que es su hora de levantarse. Las ganas de dormir a esa hora son muy inferiores, por lo que la ayuda que necesitan para seguir durmiendo al acabar cada ciclo será mucho mayor y las posibilidades de desvelo aumentarán considerablemente. Pero, salvo que sea la hora a la que os soléis levantar en casa, podemos intentar retrasarlo un poco.

Como norma general, podemos considerar todos los despertares que ocurran antes de las siete de la mañana como nocturnos y tendrán que ser tratados como tales. Por tanto, si vuestro hijo se despierta a las seis, o incluso a las siete menos diez, actuaremos exactamente igual que si fueran las tres de la madrugada y seguiremos el plan que hayamos trazado para atender los despertares nocturnos. Intentaremos dormir al niño hasta que llegue la hora mínima de levantarnos y si esta está muy próxima, como en el ejemplo de las siete menos diez, lo intentaremos al menos durante media hora. En estos casos es importante también hacer una ruptura para empezar el día. Me explico: si se ha despertado a las 6.35 y ya llevas media hora intentando que se vuelva a dormir y ves que hoy no va a ser tu día, necesitas hacer algo que rompa ese momento y anuncie el inicio del día. Dependiendo de la edad del niño, podemos probar diferentes cosas: levantar la persiana y ver si es de día con ellos, salir de la habitación y volver a entrar para «despertarle», como si estuviera dormido y fuera un día normal, o programar una alarma que anuncie el inicio de la mañana. Cualquier recurso que se te ocurra, pero que la señal sea externa; así, el bebé o niño entenderá que es el momento de empezar la actividad y no que tú te has cansado de intentar dormirlo. Esto es muy importante a la hora de ir eliminando el hábito y de no favorecer la repetición, aunque os digo que con estas situaciones hay que ser muy constantes y pacientes para ir ayudando a que, muy poco a poco, se vayan despertando después.

Hay un tipo de despertar temprano que puede ser fruto del proceso de aprendizaje. Lo solemos ver en niños que tienen un patrón de despertares muy continuos y que no están acostumbrados a dormir varias horas seguidas. Imagina que tenemos a un bebé que se despierta por la noche a cada hora para volver a dormirse al pecho de su madre. Cuando vamos avanzando y conseguimos que de pronto duerma seis horas seguidas, al despertarse, tendrá tal sensación de descanso y euforia por lo bien que ha dormido que le resultará prácticamente imposible volverse a dormir. Así, nos encontraremos con un niño que a las cinco y media de la mañana siente que no puede dormir más y que pide con insistencia salir de la habitación para empezar el día. Es normal que tenga esas sensaciones y es normal también que, como nosotros vamos a insistir en que se vuelva a dormir, se enfade, porque su cuerpo le está diciendo que no quiere seguir durmiendo.

En cualquier caso, nuestro papel como padres es, primero, empatizar con la situación, ser muy pacientes y aceptar que es normal que se despierte así; pero, por otro lado, has de saber que tu labor es acompañarlo desde el cariño y tratar de que vuelva a conciliar el sueño, aunque esto suponga que estemos una hora todos despiertos. Depende de la hora que sea, podremos ser más flexibles los primeros días e ir trabajando para ganar ese tiempo minuto a minuto. Son circunstancias que con el paso de los días van mejorando y, a medida que el cerebro descubre su nueva capacidad para dormir, el niño se va adaptando y puede llegar a dormir durante largos períodos de tiempo sin estos despertares que tanto nos traen de cabeza.

Lo más importante es que todo el tiempo de sueño nocturno transcurra en la habitación. Evitad a toda costa salir a dar un paseo por la casa, cambiarle el pañal si no es estrictamente necesario, encender las luces o repetir la rutina de sueño para ver si así se duerme. Durante un desvelo, lo que menos necesita el niño son estímulos, así que conviértete en la madre o el padre más aburrido del mundo y ten mucha paciencia aunque el sueño te pueda. Los desvelos o despertares tempranos irán siendo más llevaderos y más cortos cada día.

De la misma forma que fijamos una hora mínima para salir de la habitación, tenemos que establecer una hora máxima, porque puede que se desvele a las cinco, no se vuelva a dormir hasta casi las siete, cuando ya estabas a punto de rendirte e ibas a empezar el día, y entonces se despierte más tarde de lo habitual para recuperar las horas de sueño que se ha saltado. A ti, después de la noche terrible que has pasado, y si tus obligaciones te lo permiten, te vendrá de maravilla descansar esos minutos extra y aprovecharás ese tiempo para recuperar algo de sueño también. Bueno, pues, aunque cueste muchísimo, hay que empezar el día dentro de un rango fijado previamente que permita cumplir las ventanas de sueño y las siestas que habéis planificado. Para eso, hay que comportarse igual que si hubiéramos tenido una gran noche y estuviéramos totalmente descansados. Así, la hora tope para empezar el día será una hora después de la mínima fijada; por ejemplo, si hemos puesto como hora mínima las siete y a las ocho sigue durmiendo, tendremos que hacer de tripas corazón, ponernos todos en pie y arrancar la mañana. Con esto de empezar el día tenemos que ser realistas también. Quizá tú pienses que un rango bueno sería las ocho como hora mínima y las nueve como hora máxima porque es la hora a la que habitualmente os despertáis y os va bien, pero lo cierto, como decía, es que el comportamiento madrugador de los niños nos va a hacer toparnos con la realidad rápidamente; puedes intentarlo, pero te aconsejo que si tu hijo se despierta después de las siete, vuelvas a acomodar tus horarios a esa hora, que es, ciertamente, muy razonable para un niño pequeño. El margen de entre las siete y las ocho es, por tanto, bastante acertado para empezar el día, aunque admite media hora arriba o abajo. Escoge dentro de ese margen lo que más se ajuste a vuestras necesidades.

Igual que hay ciertos horarios biológicos para empezar el día, como acabamos de ver, también los hay para acabarlo. A lo largo del día pasamos por diferentes picos y valles de actividad, momentos en los que nos sentimos con más energía y tenemos mayor concentración, y otros en los que todo se nos hace cuesta arriba y el cuerpo nos pide parar para descansar. En los niños estos ciclos son muy notables. Cuando nos saltamos un momento de descanso, se vuelven a activar y probablemente nos encontremos con un niño «pasado de rosca» como se suele decir: está muy despierto, pero a la vez está cansado, lo que se traduce en irritabilidad, «mal» comportamiento, poca tolerancia a la frustración y, por supuesto, dificultad para dormir. Es bastante incomprensible para los adultos esa resistencia al descanso que vemos en niños pequeños; observamos cómo se tocan los ojos, bostezan, casi dan cabezazos de cansancio y, aun así, no quieren dormirse por nada del mundo. Algunos pueden llegar incluso a activarse tanto que directamente las señales de sueño desaparecen e intentar dormirlos se convierte en un verdadero suplicio para todos.

Así, atender a estos momentos de actividad y reposo es realmente importante para facilitarnos a todos la tarea. El último valle del día se suele producir sobre las ocho de la noche, en algunos niños un poco antes y en otros algo después. Hay que aprender a identificar ese momento y aprovecharlo para empezar la noche. Muchos son los padres que me comentan que su hijo tiene que echar una siesta extra porque a las siete y media se cae de sueño, cuando en realidad lo que nos está indicando el niño es que aceleremos un poquito todo y terminemos las tareas pendientes porque ha llegado su hora de dormir. Si en ese momento echa una siesta, nos encontraremos con un niño que a las doce seguirá despierto como si nada.

Por tanto, aunque todos los momentos del día son importantes, quizá estos son a los que más atención tienes que prestar para que el sueño se vaya regulando bien y el descanso transcurra de la mejor manera posible. Por un lado, nos permite empezar el día siempre a la misma hora y que todas las siestas y ventanas de sueño se puedan producir como hemos previsto; por otro, lo terminamos también a la misma hora y en los períodos que hormonalmente nos van a ayudar más. Los horarios no solo nos sirven para que el sueño se dé en las circunstancias más propicias y para que todo sea un poco más fácil, sino, sobre todo, para favorecer el descanso profundo, que será el primer logro para conseguir que las noches mejoren y los ciclos del sueño se vayan enlazando durante el mayor tiempo posible.

Podemos así concluir que empezar el día entre las siete y las ocho de la mañana y terminarlo entre las siete y media y las ocho y media de la tarde cumple con las necesidades biológicas de nuestros hijos. Para conseguir este objetivo, tendremos que adecuar los horarios de alimentación, baño, tomas de pecho o biberón, etc. y encajarlos además con las ventanas de sueño y con las siestas que el niño necesite según su edad. Como siempre, la repetición será vuestra mejor aliada.

Vamos a concretar ahora al respecto de tres tareas que son especialmente importantes al final del día, por lo que tendremos que prestarles más atención: la hora de finalizar los estímulos, la última toma de leche y la rutina de sueño.

Hora de finalizar estímulos. Una vez que hemos decidido en qué momento nos iremos a dormir, fijaremos un margen de hora y media o dos horas antes para finalizar los estímulos grandes, especialmente los visuales y sonoros. Es el momento de guardar los juguetes musicales, de apagar dispositivos electrónicos y televisión, y de evitar poner canciones que provoquen en ellos emociones intensas. Es la hora del movimiento libre en el suelo para los bebés o de los juegos de concentración tranquilos para los más mayores, como encajar formas o jugar con puzles de pomos. En este tiempo sin estímulos encajaremos también la cena y el baño. Si tu hijo es de los que se ponen muy nerviosos durante la hora del baño o se enfada mucho al salir o al vestirse, será positivo sacar el baño de ese momento si es posible; de no serlo, hazlo lo más pronto que puedas.

Última toma de leche. Dado que la vinculación de sueño y alimentación es una de las fórmulas que más se repite, tiene sentido que intentemos separarlos como parte de las tareas diarias. Por eso, es aconsejable que la última toma de alimentación previa al inicio de la rutina del sueño se haga fuera del lugar destinado para dormir y en condiciones de vigilia; es decir, reservaremos para la última hora del día el biberón o la toma de pecho que suele realizar al ir a dormir, pero evitando que sea lo último que hace antes de acostarse. Para bebés de menos de un año, una manera de hacerlo podría ser: bañarse, tomar el pecho, cenar, rutina de sueño, dormir. Y para los mayores de un año: cena, último biberón, baño, rutina y dormir. Lo puedes organizar como desees y como encaje mejor en tu día a día, pero tratando de que no sea lo último que hace antes de ir a dormir. La razón es que si estamos intentando romper ese vínculo sueño-alimentación, no es bueno que se adormile o incluso se duerma por completo mientras lo amamantas o le das su biberón, y cuanto más se aproxima la hora de dormir, más probabilidades hay de que esto pase.

Rutina de sueño. La última actividad que realizaremos será la rutina para dormir. Este momento tiene que ser a puerta cerrada, dentro de la habitación donde va a descansar nuestro hijo y acompañado ya solamente de la persona que va a dormirlo esa noche. No aconsejo que vayan los dos y que luego uno se marche, porque puede ocasionar más de un enfado innecesario; por tanto, nos despediremos del resto de la familia en el salón. Tienes que intentar que la rutina de sueño sea exactamente igual cada día, independientemente de quién la realice; saber lo que viene les proporciona mucha estabilidad, que es lo que más queremos en este momento, calma. Como parte de las primeras tareas que tendrás que hacer en tu plan de sueño, diseñarás y pactarás esta rutina para que todas las personas que vayan a dormir al niño lo hagan de la misma forma. No se trata de leer siempre los mismos cuentos o de escuchar la misma canción (aunque puedes hacerlo si es tu deseo y te funciona), pero sí de repetir una serie de acciones iguales o parecidas que anuncien el momento de dormir. Encontrarás algunas ideas a continuación.

Rutina de sueño para bebés de nueve meses

Nos vamos a la habitación, ponemos una luz suave y leemos dos cuentos. Apagamos la luz auxiliar y encendemos un proyector con estrellitas y música suave mientras lo acostamos en su cuna y le vamos acariciando suavemente al ritmo de la música. Pasados los quince minutos dedicados a la rutina de sueño, apagamos todas las luces, apagamos la música y podemos encender un dispositivo que reproduzca sonidos orgánicos que le ayuden a conciliar el sueño en la primera fase.

Rutina para bebés de dieciocho meses

Vamos a la habitación y leemos un par de cuentos más largos con la luz bajita. Al terminar, nos despedimos de los muñecos, cantamos juntos la canción de dormir y lo metemos en la cuna para empezar la noche. Apagamos las luces y otros estímulos; podemos también mantener el ruido orgánico encendido si le relaja.

Cualquier secuencia de actividades relajantes es perfectamente válida en este momento; lo más importante es observar a nuestro bebé o niño e identificar claramente cuáles son las actividades que funcionan para inducirlo a la calma. Normalmente, los cuentos son grandes compañeros, pero hay niños que se estimulan muchísimo, solo quieren manipular el libro, contar ellos la historia, y se ponen cada vez más nerviosos. En este caso, tocará buscar otras actividades que sean válidas para nuestro propósito. Puedes ir probando hasta dar con la clave.

La duración, como hemos dicho, será de entre diez y veinte minutos. Menos tiempo puede favorecer que esté demasiado excitado, y prolongarlo de más, que le altere demasiado. Si en algún momento del proceso vemos que la rutina deja de funcionar y que le está provocando el efecto contrario, será el momento de cambiarla por completo e inventarse otra nueva. Por tanto, teniendo en cuenta que será lo último que hagamos en el día y que tiene que ser justo antes de dormir, habrá que programar la rutina de sueño dentro de nuestros horarios, es decir, quince minutos antes de la hora a la que empezará el momento de dormir.

Ya tenemos claro cómo organizar la primera y la última hora del día. Sigamos ahora con la planificación de las siestas. Para preparar los horarios en los que realizará sus siestas hay que tener varias cosas en cuenta: edad, alimentación sólida (por alimentación sólida me refiero a cualquier tipo de alimentación complementaria en menores de doce meses, incluidos los triturados, y a los alimentos que no sean leche a partir de ese momento), lactancia, ventanas de sueño y rangos recomendados de sueño según su edad. Vamos a ir explicando cada uno de estos elementos para que podáis identificar cuáles son los más adecuados para vosotros.

La **edad** es el primer factor clave porque, dependiendo de cuántos meses o años tenga, tendrá unas necesidades diferentes. A partir de los seis meses, momento en que los patrones se asientan bastante, como hemos explicado, los niños empezarán a ser capaces de realizar unas tres siestas cada día a la misma hora. Tanto la cantidad como la duración de las mismas se irán reduciendo paulatinamente a medida que crecen, hasta llegar aproximadamente a los cuatro años, cuando, por norma general, abandonan la última siesta y son capaces de estar todo el día despiertos sin problema.

Repasemos el cuadro de siestas:

Edad	Noche	N.º de siestas	Total promedio
6-8 meses	11-12	2-3	14,5 h
9-11 meses	11-12	2	14 h
12-17 meses	10,5-11,5	1-2	13,5 h
18-24 meses	10,5-11,5	1	13 h
2 años	10,5-11,5	1	13 h
3 años	10-11	0-1	12 h

Podemos ver fácilmente la cantidad de horas que pueden dormir de noche y la cantidad (promedio) de sueño total que necesitan. En base a esto, organizaremos nuestro horario para poder encajar las siestas que por edad le correspondan y en la duración necesaria. Así, completando con el sueño de noche, alcanzarán el total previsto.

La **alimentación** y la **lactancia** juegan un papel muy importante también. Necesitamos que tengan una buena ingesta de nutrientes a lo largo del día para que duerman mejor (y no me estoy refiriendo al biberón con cereales para dormir). Piensa siempre que necesitan un total de calorías que van a cubrir en un momento u otro y que lo razonable es que lo hagan en las horas de vigilia, por supuesto; pero si esto no ocurre, pedirán más de noche. El instinto de supervivencia en los niños es infalible.

Los momentos de alimentación sólida son fáciles de encajar y probablemente con algunos ajustes horarios consigáis hacer las comidas entre los períodos de sueño planificados. Pero con la lactancia, especialmente la materna, esto se complica. Sabemos que la leche (materna o de fórmula) es el alimento principal hasta el año de vida y que durante todo su segundo año continuarán siendo lactantes y el aporte nutricional de la leche seguirá siendo muy valioso. Por otro lado, puede que te encuentres en la situación de querer evitar la muletilla de succión al dormir. Ya hemos explicado que lo de dormirse a la teta o al biberón cuando estamos en este proceso, nos va a complicar bastante la noche, así que todo lo que queramos cambiar durante los despertares, tenemos que cambiarlo también durante el día, para que funcione en cualquier momento (muchas situaciones en las que no se avanza es porque en la siesta actuamos de forma diferente).

¿Qué podemos hacer aquí para encajar la lactancia a demanda dentro de la organización que estamos haciendo? Pues no es fácil, no os voy a engañar... Como norma general, podríamos, hasta el año, amamantarlo antes de comer y acostarlo después de la comida (sin la muletilla, claro). A partir del año es más fácil porque los niños van espaciando más las tomas, por lo que podríamos organizarnos para que en los momentos en los que previsiblemente vaya a pedir teta o biberón, nuestro bebé o niño no esté cansado; así no corremos peligro de que se nos quede dormido succionando. Una apuesta bastante segura es ofrecerles leche después de los períodos de dormir, aunque los más bebés seguramente necesiten más tomas y tendrás que ajustar un poco la ecuación para conseguir que todo cuadre.

Y lo complicamos más... Todo esto tenemos que encajarlo con las **ventanas de sueño** que también le corresponden por edad.

Recordemos las ventanas recomendadas:

Edad	Tiempo despierto mañana	Tiempo despierto tarde
6-8 meses	2-3 h	2-3 h
9-11 meses	2-3 h	3-4 h
12-18 meses	3-4 h	3-4 h
19-30 meses	5-7 h	4-5 h

En el caso de bebés de entre seis y ocho meses, las ventanas diurnas serán más; es decir, como van a echar tres siestas, entre las dos primeras transcurrirán dos o tres horas.

Por último, los **rangos de sueño recomendados** que nos ayudarán a decidir también la duración aproximada de las siestas.

Edad	Total promedio	Rango
6-8 meses	14,5 h	12-15 h
9-11 meses	14 h	12-15 h
12-17 meses	13,5 h	11-14 h
18-24 meses	13 h	11-14 h
2 años	13 h	11-14 h
3 años	12 h	10-13 h

Nuestro objetivo tiene que ser siempre el de cumplir con los tiempos marcados en la columna del promedio. Es decir, si ahora te pones a sumar el tiempo que duerme y ves que con seis meses está durmiendo doce horas en total, intenta que tus esfuerzos vayan dirigidos a conseguir el objetivo aproximado de catorce horas, repartido entre sueño de día y de noche, donde veas que la carencia es mayor. De la misma manera, si tienes un bebé de diez meses que solo echa una siesta, estará por debajo del número de siestas necesario y seguramente por debajo del promedio de sueño total recomendado.

Los mínimos y máximos de la columna «Rango» solo los tendremos en cuenta si tenemos un bebé o un niño que duerme bien; por ejemplo, si tenemos un niño de dos años que no echa siestas, pero llega de buen humor al final del día y, además, después duerme toda la noche, está claro que no es necesario realizar intervención alguna. Pero imagino que si me estás leyendo, esta no es exactamente tu situación, así que, a la hora de sentarte a pensar en tus horarios, plantéate el objetivo de cumplir con los promedios que correspondan con la edad de tu hijo.

En cuanto a la duración de las siestas, aunque les dedicaremos un capítulo entero, ahora, para tu planificación, solo tienes que tener en cuenta que si echa **tres siestas**, la más larga será la segunda, después la primera y, por último, la tercera. En el caso de que eche **dos**, la segunda será la de mayor duración. Me encuentro a veces con que los bebés que duermen cada dos o tres horas echan sus dos primeras siestas cortas y de mala calidad y con que la tercera, de pronto, es de dos horas porque necesita recuperar. Esto nos va a afectar casi con total seguridad al inicio de la noche, así que organízate para cumplir esa estructura de duraciones y en ese orden.

Vamos a ver algunos ejemplos prácticos para que todo esto quede más claro:

EJEMPLOS DE HORARIOS:
DE 6 A 8 MESES

🕐 7.00-7.30	despertar.	
🕐 9.00-10.00	empezar la siesta de la mañana (60-90 minutos).	
Después de la siesta:	amamantar, comer...	
🕐 12.30-13.30	empezar la siesta de la tarde (90-120 minutos).	
Después de la siesta:	amamantar, comer...	
🕐 15.30-16.00	tercera siesta (45-60 minutos).	
Después de la siesta:	leche, comer, baño.	
🕐 19.30-20.00	rutina de sueño.	
🕐 20.00-20.30	dormir.	

EJEMPLOS DE HORARIOS:
DE 9 A 11 MESES

🕐 7.00-7.30   despertar.

🕐 9.30-10.30   empezar la siesta de la mañana (60-90 minutos).

Después de la siesta: amamantar, comer...

🕐 13.30-14.00   empezar la siesta de la tarde (90-120 minutos).

Después de la siesta: leche, comer, baño.

🕐 19.30-20.00   rutina de sueño.

🕐 20.00-20.30   dormir.

EJEMPLOS DE HORARIOS:
DE 12 A 18 MESES

🕐 7.00-7.30   despertar.

🕐 9.30-10.30   empezar la siesta de la mañana (60-90 minutos).

Después de la siesta: amamantar, comer...

🕐 13.30-14.00   empezar la siesta de la tarde (90-120 minutos).

Después de la siesta: leche, comer, baño.

🕐 19.30-20.00   rutina de sueño.

🕐 20.00-20.30   dormir.

EJEMPLOS DE HORARIOS:
DE 19 A 30 MESES

🕐 7.00-7.30   despertar.

🕐 13.30-14.00   empezar la siesta de la tarde (90-120 minutos).

Después de la siesta: leche, comer, baño.

🕐 20.00-20.30   rutina de sueño.

🕐 20.30-21.00   dormir.

Estos son solo algunos ejemplos posibles, no debes hacerlo exactamente igual (aunque si te encajan, perfecto), pero espero que te sirvan de guía para poder diseñar los tuyos propios.

Lo más importante y en lo que más hincapié quiero que hagas es en repetir día a día y con total constancia los horarios que hayas preparado. Puede que al principio tarde muchísimo en dormirse porque se estaba acostando a las diez o que se despierte con mucho sueño tras una mala noche. Es muy probable incluso que seas tú quien tenga problemas para encajar todo lo que tenemos que hacer el resto del tiempo; pero solo por repetición conseguiremos que su cerebro aprenda los horarios que has considerado óptimos y que antes o después los incorpore.

Llegará el momento en que veas que los nuevos horarios empiezan a funcionar y tu hijo mostrará señales claras de que necesita descansar; todo se irá volviendo un poco más fácil. La clave es ser muy persistente y no tirar la toalla si al principio nos cuesta todo más o si empieza muy bien pero luego se tuerce.

Ahora que ya tienes claros todos los factores a tener en cuenta para diseñar el mejor de los horarios, te invito a que te pongas manos a la obra y escribas el tuyo propio. No olvides incluir:

—Hora de levantarse
—Hora de cada comida del día
—Hora de las siestas y duración de las mismas
—Momentos (aproximados) reservados para la lactancia
—Hora de la rutina de sueño
—Hora de apagar luces y dormir

....
....
....
....
....
....
....
....
....
....
....

4

El sueño diurno.
Dormir más para dormir mejor

Ahora que has diseñado tus horarios y sabes cómo y cuándo deberían ser las siestas de tu hijo, seguro que te preguntas: «¿Cómo consigo cambiar su siesta de media hora por la de hora y media que debería estar haciendo?». Volveremos a esa pregunta, que probablemente es tu mayor preocupación en este momento, pero antes quiero que profundicemos un poco más en la importancia del sueño diurno y en por qué debes abordarlo antes de pensar en las noches.

Puede que pienses «Bueno, a mí las siestas no me van mal, a mí lo que me trae de cabeza de verdad son las noches». Y creerás, erróneamente, que una cosa se puede aislar de la otra, pero lo cierto es que hasta que tus días no estén totalmente alineados con los horarios que acabas de diseñar, no será posible que tus noches mejoren. Por tanto, aunque, por ejemplo, dar el pecho para dormir a tu hijo por la tarde te resulte agradable, fácil y no quieras modificarlo, me temo que tenemos que realizar cambios en este punto para que podáis dormir de noche como esperáis.

El sueño nocturno y el diurno están tan estrechamente relacionados que un día de siestas insuficientes favorece una noche peor que ninguna otra; y una noche mala consigue que las siestas del día siguiente vayan todas del revés. Y es que la ausencia de horas de sueño en un momento u otro del día, lejos de conseguir que duerman más horas seguidas, provoca el efecto contrario. Tras un día en el que han dormido siestas de menos tiempo del que necesitan o en el que han hecho menos períodos de sueño diurno de los que corresponden a su edad, nos encontraremos con un bebé o niño sobreexcitado, malhumorado, tremendamente cansado e irritable, pero con una incapacidad absoluta para conciliar el sueño.

Y esto será solo el principio. Después, pasaremos una noche repleta de despertares y hasta con algún que otro desvelo de regalo. Cuando por fin amanezca y empieces la mañana con la esperanza de que hoy todo cambiará y de que ese será el día en el que al fin volveréis a descansar, empieza el momento de las siestas y, una tras otra, te ves envuelto en un bucle infinito en el que tu hijo se niega a dormir y tú no paras de intentarlo de todas las formas que se te ocurren. «¿Cómo puede ser que me pase todo el día tratando de dormirlo sin éxito?»

La respuesta es sencilla, lo que no significa que vaya a ser fácil de llevar a cabo: hay que romper el ciclo.

Necesitamos dedicarnos concienzudamente y con todos los recursos que están a nuestro alcance a que su sueño diurno se realice de la mejor manera posible. Olvídate de las noches. Ya sé que son tu mayor preocupación, ya sé que ponerle un par de veces el chupete durante la siesta o volverlo a dormir en mitad de su descanso con un poco de pecho es algo muy llevadero, ya sé que lo que realmente quieres es descansar de noche, pero tenemos que empezar por aquí. Volveremos a las noches, pero lo primero es garantizar el sueño diurno, así que vamos a ver cómo podemos conseguirlo.

En el abordaje de las siestas vamos a pasar por dos fases:

—Alcanzar las cuotas de sueño diurno previstas
—Encontrar un método alternativo sin muletillas

Alcanzar las cuotas de sueño diurno previstas contradice, en cierto modo, algunas de las cosas que has ido leyendo hasta ahora porque para lograrlo quiero que utilices todos los recursos que tengas a tu alcance, incluso su hábito externo de conciliación del sueño. Me explico: después de haber leído hasta aquí, habrás identificado que vuestra situación requiere eliminar la muletilla del pecho y la del movimiento, por ejemplo. Pues ahora te voy a pedir que utilices las dos todo lo que precises y que tu único objetivo sea conseguir que sus siestas sean a las horas establecidas y, más importante aún, que duren el tiempo necesario. Luego, poco a poco, iremos mejorando y eliminando hábitos, pero, de momento, que duerma bien de día es toda tu preocupación. Si ya tienes este punto superado, puedes pasar a abordar directamente las muletillas en las siestas.

Los niños, como hemos visto, pueden tener ciclos de sueño muy cortos. En algunos momentos del día pueden echar siestas de treinta minutos y despertarse tan felices. Es posible que al verlo de buen humor pienses que ya ha echado una siesta productiva, pero esa duración es completamente insuficiente. No consideraremos válida cualquier siesta que esté por debajo de los cuarenta o cincuenta minutos y trataremos de que siga durmiendo. Pero ¿cómo les podemos ayudar a que duerman más?

Las personas podemos llegar a enlazar muchos ciclos seguidos de sueño de día, de la misma forma que lo hacemos de noche. Pero los niños se despiertan con mayor facilidad por todo lo que ya hemos comentado: dificultad para conciliar, hábitos externos de conciliación, miedo a verse en otro lugar diferente a donde se quedaron dormidos, etc. Por la noche tenemos bastante claro que necesitan dormir más, pero en las siestas, podemos concluir erróneamente que han dormido lo necesario y así ir encadenando días y días de sueño insuficiente y generando, nuevamente, un aprendizaje que será más costoso reconducir.

Vamos a empezar por identificar en qué momentos ocurren sus despertares de día (no será igual en todas las siestas). Para ello, anota durante algunas jornadas cuándo se despierta, con el fin de establecer un patrón claro de cuánto duran sus siestas. Cuando lo tengas, dedícate a cronometrarlas y **cinco o diez minutos antes de que vaya a ocurrir el despertar**, acércate a tu hijo y prepárate para intervenir al menor movimiento; en cuanto notes que está en sueño muy ligero, tú ya estarás a su lado, preparado para acariciarle, susurrarle, ponerle el chupete, darle leche... lo que sea necesario para conseguir que enlace otro ciclo más. Podrá enlazar con bastante facilidad **hasta tres ciclos seguidos** en una misma siesta y, a medida que tú le ayudes y repitas esto un día tras otro, su cerebro empezará a recordarlo y lo hará sin tu soporte, sin llegar a despertarse. Así conseguiréis pasar de siestas de cuarenta minutos a otras de más de hora y media en poco tiempo.

Esta primera fase te llevará unos días. Intenta no extenderla demasiado para no reforzar más la muletilla que queréis eliminar y evitar que el siguiente paso sea más costoso. Cuando hayas llegado a los tiempos óptimos y hayas conseguido que eche buenas siestas, podrás empezar con la siguiente tarea: **encontrar un método alternativo sin muletillas**. Lo bueno que tienen las siestas a diferencia de las noches es que tenemos muchos recursos a nuestro alcance y que, durante una temporada, casi todo va a estar permitido. Así, podrás utilizar su hamaca, el carrito de paseo, portearlo y hasta montarlo en el coche e irte a dar una vuelta con él para que se duerma si sabes que así caerá.

No queremos utilizar estos recursos de noche por razones obvias. Aunque algunos te parezcan más fáciles que otros (por ejemplo, portearlo un rato si se duerme rápido), no es el momento. Solo en las siestas podemos recurrir a estos métodos alternativos para poder quitar las muletillas con más facilidad. Así, conseguiremos mantener buenas siestas igual que en la etapa anterior, pero retirando los hábitos que nos afectan por las noches. Por tanto, en este punto está todo permitido. Todo menos una cosa: «lo que sea» que vas a eliminar durante las noches en el futuro.

Esta segunda fase del trabajo de día consiste en **encontrar un plan B infalible** que permita echar las siestas en el tiempo marcado sin que implique mucha complicación. No te voy a pedir que lo duermas en la cuna si no tiene ese hábito, pero tiene que ser algo que no vayas a intentar eliminar en días posteriores por la noche, porque si su muletilla es tomar leche y le das leche de día, pero no de noche, no conseguirás avanzar con los despertares nocturnos.

Por tanto, practica a tope durante unos días hasta que las siestas estén completamente bajo control, con un método que implique el menor contacto posible (es decir, no vale dormirlo en brazos porque será algo que probablemente desees eliminar de noche en algún momento), pero que resulte eficaz para tus objetivos.

A continuación, **desarrollaré un poco más las ideas de las que hablaba más arriba** y que te van a ser de gran ayuda en este momento:

Carrito. El traqueteo del carrito aporta bienestar auditivo y físico, lo que puede traducirse en una mejor predisposición para el descanso. En casa también podéis probar a pasearlos en el carrito dentro de una habitación a oscuras, pero id trabajando para que el movimiento cada vez sea menor.

Hamaca. Aunque el carrito es la solución más habitual, las hamacas son también grandes aliadas. Ambos métodos se pueden ir combinando para que veas cuál te funciona mejor. Hay hamacas con movimiento de rebote y hasta con vibración, que puede ser realmente útil en esta situación.

Porteo. Para utilizar este método tendrás que ser un porteador experto, porque te voy a pedir que portees a la espalda y no por delante. La razón es que la sensación del porteo por delante es muy similar a la de llevarlo en brazos, pero a la espalda, tenemos el beneficio del movimiento, del contacto indirecto. Es un método útil cuando los demás fallan, pero solo en caso de siesta de rescate (luego te explico esto en detalle).

Coche. También sería un plan para cuando ya no sabemos qué más hacer. Suele funcionar con casi todos los niños, cuando ya no queda nada por probar, montarlos en el coche y conducir. Esto casi siempre acaba con un bebé o niño dormido, pero seguramente te toque dar un buen paseo, porque también suelen despertarse en cuanto paramos el motor.

Sonido orgánico. Como ayuda para cualquiera de los métodos anteriores, utilizar sonidos orgánicos puede ser un buen complemento para ir alargando y enlazando el sueño. Es un método que funciona especialmente bien en siestas, para enlazar unos ciclos con otros, pero tenemos que tratarlo también como un método de transición que poco a poco iremos eliminando. Así, poner sonidos basados en ruido blanco o que emulen el útero materno será de gran ayuda en algunos momentos.

Tanto la hamaca como el carrito son dos métodos que podremos usar durante mucho tiempo; de hecho, solo tendrás que eliminarlos si ese es tu deseo. El porteo o el coche, en cambio, solo los utilizaremos tras haber realizado intentos previos de la otra manera; no queremos que se queden instalados porque no son tan cómodos de aplicar.

Sé que he hecho un poco de trampa y que el paso uno parece que no prepara precisamente para el paso dos, pero no es cierto. Todo lo que conseguiste anteriormente te va a ser muy útil aunque ahora te parezca que solo diste pasos atrás. Cuando el cerebro ha practicado en situaciones óptimas el poder dormir más, cuando hemos hecho esto durante varios días y ha ocurrido siempre en los mismos períodos y a las mismas horas, entonces habremos aprendido algo nuevo y, por tanto, modificarlo será más fácil.

Puedes ir directamente a este punto si te ves con energías y ánimo, pero es probable que si de primeras te propones dormir a tu hijo durante hora y media en el carrito, te resulte tan difícil que tires la toalla al tercer día. De ahí la importancia del escalado que te propongo. Cuando hayas conseguido el primer reto, que es alargar las siestas, te resultará mucho más fácil encontrar tu plan B poco a poco, hasta que eche todas las siestas bien y, en esta ocasión, sin el hábito externo de conciliación que vamos a trabajar posteriormente.

No es sencillo. Vas a necesitar práctica, no te va a funcionar a la primera, pero se consigue con esfuerzo y tesón. Puedes empezar por escoger una siesta para practicar el otro método, y si sale mal, te aseguras de que en las siguientes recupera sueño. Sigue practicando y, día a día, cada vez conseguirás usar menos la muletilla y más el carrito o la hamaca. Lo que no te aconsejo es que en los momentos en los que intentes el método alternativo, acabes dándole el pecho (biberón, chupete, el hábito que sea). Tendrás que practicar en momentos totalmente diferenciados y cuando te propongas usar el carrito, inténtalo por todos los medios, recurre a lo que sea, menos a la muletilla; incluso a dar esa siesta por perdida.

Cómo saber cuándo dar por perdida una siesta

Mientras estás en este proceso de practicar las siestas con tu plan B, puede ocurrir que alguna de las siestas no sea exitosa. Como te decía, no podemos pensar «Vale, como ya llevo mucho rato intentando dormirlo en el carrito, me rindo y le doy el pecho (o su hábito externo de conciliación)». Como ya he explicado, esto se realiza en momentos diferentes, por tanto, si te has propuesto que duerma la siesta con el método x, **no vale rendirse**; antes mejor abandonar el intento de siesta que recurrir al patrón que estamos tratando de eliminar. Pero **¿cuándo decidir que ya es suficiente?**

Voy a proponerte una estructura para que tengas claro cuándo es momento de darse por vencido y, sobre todo, cómo:

En primer lugar, es importante que no te tires a la piscina sin saber si hay agua; es decir, es imprescindible que hayas completado el primer paso con éxito y que el niño esté realizando sus siestas perfectamente con su muletilla antes de realizar ningún cambio. No te recomiendo empezar, como te decía antes, habiéndote saltado esto, porque entonces probablemente te gane la frustración. Así que lo primero es tener duraciones y horarios bajo control.

Con esto conseguido, empezarás por trabajar la siesta que tú consideres más fácil. Probablemente, de las siestas que está echando hay alguna que te resulta más sencilla y si no la tienes identificada, te aconsejo que empieces por la primera de la mañana para tener tiempo a recuperar con las otras si sale mal. Vamos a proponernos firmemente que se duerma con el plan B que hemos escogido, así que en los dos primeros intentos solo estará permitido utilizar hamaca o carrito de paseo.

Cuando llegue la hora de empezar la siesta, realiza una breve rutina de sueño, más corta que la de la noche, e intenta dormir a tu bebé o niño con el sistema que hayas elegido. Los primeros días es más probable que tengas éxito si sales a pasear y estás en continuo movimiento que si decides intentarlo en casa. Esto puede ser un poco pesado, pero si planificas la siesta en un momento en que sea posible, seguramente te resulte más fácil; a veces conseguimos dormirlos en el carrito de paseo, pero al llegar al portal de casa se despiertan irremediablemente, si es tu caso, mejor no regresar hasta que haya terminado de dormir.

Trata de dormir a tu hijo durante al menos la mitad del tiempo óptimo para esa siesta. Por ejemplo, si es la siesta de la tarde, que debería durar dos horas, estaremos intentándolo por lo menos una hora entera; si hablamos de la siesta de la mañana, serían cuarenta y cinco minutos de intento, y en el caso de una tercera siesta de las cortas, pues probaremos media hora.

Te pongo una breve tabla para que lo veas mejor:

Siesta	Duración óptima	Intento 1
Mañana	90 minutos	45 minutos
Mediodía	120 minutos	60 minutos
Tarde	60 minutos	30 minutos

Puede ocurrir, y no será difícil que pase las primeras veces, que no se duerma; entonces haremos una interrupción clara y descansaremos. **Esta interrupción es muy importante** porque no queremos que piense que nos hemos rendido, sino que ha terminado el tiempo de intentarlo. Por eso, pondremos una señal externa (luminosa o acústica) que indique el final. Cuando suene o se encienda, diremos algo como: «Bueno, ¡la siesta ha terminado! ¿Has descansado bien?». También suele funcionar salir de la habitación unos segundos (un tiempo breve para que no se sienta abandonado), cerrar la puerta y volver a abrirla: «¿Qué tal dormiste, mi amor?». Es el mismo concepto que te comenté cuando hablamos de momentos en los que se despiertan muy temprano y empezamos el día con esa ruptura. Sé que esto suena un poco raro: tu hijo no se ha dormido y tu humor probablemente no sea el mejor en este momento, pero es necesario que te esfuerces un poco más para que sienta que va todo bien.

Después, saldréis de la habitación y haréis un breve descanso: puedes leerle algún cuento en otra habitación de la casa, ofrecerle alguna actividad tranquila o quizá algo de comer o beber (evita la leche, no queremos que se quede dormido mamando o tomando el biberón). Este descanso nos ayudará a todos a recuperar la calma y la buena energía para intentarlo de nuevo. Tiene que ser un descanso breve, de entre veinte y treinta minutos, y, en cuanto veas la más mínima señal de que está cansado, anúnciale que es la hora de la siesta y volved a intentarlo.

Nuestras emociones durante este proceso son de gran relevancia. El *break* no es solo para tu hijo, es sobre todo para ti, para que te recargues, respires, te cuides emocionalmente y te prepares para intentarlo de nuevo con la mejor de las energías. Por tanto, si hay otra persona disponible para hacerse cargo del niño, quizá es el momento de que vayas a tomar el aire y te relajes para afrontar el siguiente reto desde la calma, mientras otro lo atiende.

Este segundo intento será más corto, de unos treinta minutos. Volveremos a hacer una rutina de sueño breve y, a continuación, apagaremos las luces y pasaremos la siguiente media hora tratando de dormir al bebé o niño. Normalmente, en el segundo intento se quedan dormidos casi todos, pero si tenemos a un niño muy excitado que tras media hora sigue sin ninguna intención de dormirse (aunque seguro que muy cansado y con muchas señales claras de somnolencia), tocará repetir el proceso de finalizar la siesta (ya sabes, alguna señal acústica o luminosa, o salir y entrar) y pasar al plan infalible.

En este punto, tu plan de horarios se habrá desajustado por completo, tus ánimos estarán en horas bajas y tendrás a un niño agotado pero sin ganas de dormir. **Te voy a pedir el último esfuerzo.**

Ya hemos hablado en anteriores ocasiones de la importancia del sueño diurno para las noches. Es el causante de situaciones tan complicadas como los despertares frecuentes, los despertares tempranos y hasta los desvelos a media noche. Por tanto, para que la noche sea lo más tranquila posible tenemos que asegurarnos de que al menos duerme algo, así que nos pondremos a realizar la **siesta de rescate**. Aquí ya no necesitas hacer un descanso; vamos directamente con el tercer intento para tratar de reconducir el día.

Te he mencionado esta siesta brevemente cuando te describía los métodos alternativos para acompañarlo en sus siestas. Te recuerdo: carrito de paseo, hamaca, mochila de porteo a la espalda o salir a conducir con el coche. Los dos primeros son los que elegiremos para los intentos uno y dos, pero **si tenemos que recurrir a la siesta de rescate, podremos utilizar la**

mochila o el coche. Son métodos menos deseables, pero es mejor eso que acabar cogiéndolo en brazos o utilizando la muletilla que estamos eliminando. Ahora buscamos un método infalible que nos asegure algo de sueño para la noche.

Por tanto, si la segunda siesta tampoco fue bien, al terminar el segundo intento y tras hacer la ruptura, pasamos al tercero utilizando el método que consideramos que no fallará. Por norma general, un niño cansado se dormirá con facilidad a la espalda de uno de sus padres o paseando en coche, así que tienes el éxito bastante garantizado. Esta siesta es solo para recargar un poco y afrontar la noche, así que será breve, de un solo ciclo, unos cuarenta y cinco minutos. Después, si sigue durmiendo, lo despertaremos. Si vemos que realmente necesita dormir más, podemos apurar quince minutos, pero no más.

Hay que estar pendientes también del patrón de siestas de ese día. No queremos encontrarnos intentando una siesta de rescate a las seis y media de la tarde, porque esto será el preludio de una noche que, necesariamente, empezará mucho más tarde de lo que tenemos pensado, y ya hemos dicho que acostarlos tarde no es la mejor idea. Por tanto, deberíamos establecer un rango de tres horas o tres horas y media antes de irse a dormir como momento último para activar la tercera siesta. En un ejemplo estándar en el que el bebé se acuesta a las ocho, las cinco sería la hora tope para empezar una siesta corta. Quizá esa noche tendremos que retrasar unos minutos la hora de dormir y acostarlo más cerca de las ocho y media si vemos que no tiene sueño a la hora habitual, pero garantizamos que no nos darán las diez de la noche.

Un buen hábito hasta que todo esté perfectamente establecido consiste en revisar todos los días a la misma hora (a primera hora de la tarde es un buen momento) cómo están siendo las siestas del día (horarios, duraciones, etc.), porque al principio todo afectará y todo dependerá de a qué hora se haya levantado... En fin, que cada día será diferente hasta que consigas ordenarlo todo. Por tanto, esa revisión a mitad del día nos permite ver si esa tercera siesta es necesaria aunque por edad no le toque.

Me explico. Hemos comentado en el capítulo anterior cómo deberían ser las siestas, la duración y las ventanas de sueño según la edad de tu bebé o niño. Seguir los horarios es razonablemente sencillo, pero ¿qué pasa cuando se despierta a la media hora? Hemos explicado cómo ir trabajando para mejorar la duración, pero todo lleva su proceso y, al principio, podemos encontrarnos con que, pese a que estemos poniendo todo de nuestra parte, siga con sus siestas de treinta minutos durante un tiempo. Por tanto, revisaremos a mitad del día cuántos minutos llevamos acumulados de sueño, y si estamos muy lejos de conseguir la cuota necesaria, ampliaremos la cantidad de siestas. Esto no solo no supone un fracaso, sino que nos acerca más a los objetivos marcados. Lo importante es ir alcanzando esas cuotas de sueño, aunque en los primeros momentos sea en más períodos de los que inicialmente habías previsto.

Sobre este tema, quiero recordarte por último la importancia de **ir abordando las situaciones de una en una** y con la certeza de que avanzamos. Si damos pasos sin tener asegurados los anteriores, probablemente fallaremos. No se trata de quedarnos un mes en cada punto, pero sí de darnos ciertos márgenes de unos días que nos permitan ir cumpliendo objetivos, avanzar sin atascarnos, pero sin tener prisa por terminar cuanto antes para ponernos con las noches que tanto nos preocupan.

Vamos a ver otras estrategias para mejorar el sueño que te pueden ser de ayuda.

Favorecer un ambiente óptimo

Dormir las siestas es tan importante como dormir por las noches; por ello, el ambiente que preparemos tiene que estar también cuidado. Al final del día nos preocupamos bastante, por lo general, por intentar reducir la actividad, bajar luces, preparar un baño relajante, etc. Sin embargo, nos olvidamos de que todos estos estímulos o, más bien, la ausencia de los mismos es igualmente necesaria cuando queremos acompañarlos para que descansen de día. Por tanto, todo aquello que consideres que no favorece la última hora de la tarde, tendrás que evitarlo antes de las siestas también.

Revisar la luz de la habitación donde vayas a dormirlo. Muchas veces obviamos la importancia de las señales que afectan al ritmo circadiano: la luz es actividad; la oscuridad, descanso. Por tanto, tendremos que garantizar la oscuridad total también en las siestas; en muchas ocasiones, solo esto ya supone un cambio increíble. Quizá tu casa tiene unas persianas que no cierran del todo bien, quizá ni siquiera tiene persianas. Puede que tengas un tragaluz en el techo o que por debajo de la puerta se cuele mucha luz. Tendrás que solucionar esto antes de empezar. Revisa ventanas y puertas y encuentra el modo de tapar esa luz. Esto te será de gran utilidad también por las noches cuando estemos en los meses de verano y a la hora de acostaros aún haya bastante claridad en la calle.

Minimizar los ruidos de la casa. Una medida que también solemos aplicar por la noche pero que olvidamos en las siestas. Muchos padres se preocupan porque creen que si las siestas se hacen con tanta oscuridad y silencio, luego sus hijos no podrán dormir en condiciones «normales», pero, al principio, hasta que duermen mejor, son muy sensibles a estímulos luminosos y sonoros. ¡Se despiertan hasta cuando nos huelen! Por eso tenemos que minimizar todo lo que podamos el ruido. Bajar el volumen de la televisión si está encendida, decir a los hermanos mayores, si los tienen, que a tal hora es tiempo de calma porque el hermanito va a dormir, asegurarnos de que las mascotas están tranquilas... En fin, evitar los sonidos que puedan hacer que se despierte. Luego, cuando todo esté bajo control, ya podréis ir probando a aumentar esos estímulos si queréis que se adapte a una vida más diurna mientras duerme sus siestas.

Utilizar sonidos orgánicos. Esto puede ayudarnos particularmente en las siestas si el ruido ambiente no se puede eliminar. A veces, aunque nosotros nos esforcemos por no mover ni una pestaña, nos encontramos con unos vecinos que deciden estar de fiesta a la misma hora a la que has planificado la siesta. Esto puede ser un verdadero problema si tu hijo es sensible a los estímulos sonoros. Los sonidos orgánicos basados en ruidos blancos o rosas pueden paliar otros que le resulten molestos para dormir.

Haz tu rutina de sueño corta. No le restes importancia a este momento, la calma a puerta cerrada es imprescindible para que el cerebro diga «OK... Hora de dormir». A veces vamos rápido y nos saltamos este paso o pensamos que no es necesario para las siestas («total, en treinta minutos está despierto de nuevo»). Pero, aunque parezca inútil o innecesario, día a día, intento a intento, irá dando sus frutos y finalmente lo preparará para el descanso. Puede ser además un momento para disfrutar juntos.

Asegúrate de tener tiempo suficiente para no tirar la toalla. Ya hemos revisado a fondo cómo deben ser los intentos en las siestas, la duración mínima, etc. Verás que cuando las cosas salen mal, pueden alargarse bastante, así que, cuando empieces a preparar las siestas, tienes que contar con los recursos necesarios. Cualquier cambio en el sueño va a requerir de esfuerzos y sobre todo de tiempo, por tanto, debes empezar cuando realmente tengas la capacidad para estar intentándolo durante una hora o el espacio que toque. Es decir, si en media hora te tienes que ir a trabajar, no es el momento de que te pongas a dormir con él; será mejor que otra persona se encargue de la siesta, por si acaso tú no lo consigues a la primera y tienes que marcharte en mitad del proceso. Esto no solo te dejará frustrado, de mal humor y con poco ánimo para tu jornada laboral, sino que además estará entorpeciendo y alargando el aprendizaje del niño.

Como te decía, **poco a poco iremos poniéndonos más retos,** como dormirlo con más luz o con más ruido, flexibilizar un poco los horarios... En fin, ir complicando la situación y que, aun así, cada vez sea más óptima y se acople mejor a nuestra vida. Pero de momento tenemos que ser constantes, por no decir tozudos, con horarios, duraciones, circunstancias, ambiente, etc. Conseguir buenas siestas en niños que no tienen esa estructura o hábitos previos es un paso tan grande y complejo que cuanto más fácil se lo pongamos todo, mucho mejor resultará para todos y antes empezaremos a ver resultados.

No debes olvidar...

Para terminar este capítulo dedicado al gran mundo de las siestas quiero hacerte unas recomendaciones adicionales, también a modo de resumen **(vuelve aquí si sientes que no estás avanzando):**

Es mejor **garantizar el sueño diurno** de cualquier forma a que las siestas no ocurran. Ve paso a paso: primero, consigue que haga siestas perfectas; luego, busca un plan B que no incluya la muletilla que querrás eliminar por las noches; y, por último, ve introduciendo paulatinamente el método que has decidido hasta que logres que todas las siestas sigan siendo perfectas con el sistema alternativo.

Las siestas deberían durar al menos sesenta minutos. Por debajo de cuarenta y cinco hay que intentar dormirlos de nuevo. No obstante, este es el tiempo mínimo admisible (salvo en la tercera siesta) y nuestro objetivo debe ser superarlo. Haz los descansos según las pautas que hemos comentado y sigue la estructura hasta llegar a la siesta de rescate si es necesario antes de rendirte.

Evita a toda costa que se eche una siesta a última hora de la tarde, cuando ya falta poco para ir a dormir. Si ves que tiene mucho sueño, aguanta un poco y adelanta la hora de ir a dormir ese día. No sobrepases las cinco de la tarde para realizar el último descanso diurno.

Tu plan de siestas no puede depender de cómo sea la noche. Aunque hayáis tenido una noche terrible, intenta cumplir los horarios al máximo y, aunque esté cansado por dormir mal, evita que haga su primera siesta antes de las dos horas o dos y media desde que se despertó. Luego ve ajustando el resto de las siestas del día para seguir cumpliendo el horario, apurando de quince en quince minutos para conseguir reajustarlo a lo largo del día.

Por norma general, **no dejes que eche más siestas de las que le corresponden por edad,** salvo si estás empezando con las adaptaciones y lo ves imprescindible, si te toca activar una siesta de rescate o si madrugó mucho y es la única forma de llegar bien al final del día.

El sueño diurno es más difícil que el nocturno. No te desanimes, porque es muy probable que este primer paso te cueste. Cambiar los hábitos de sueño es importantísimo, así que dedícale el tiempo que merece: estarás planteando las mejores bases posibles para seguir avanzando.

Decide y anota a continuación cómo serán las siestas, cuál va a ser el método alternativo que vas a usar, en qué horario revisarás la cuota de sueño para ver si tienes que hacer ajustes y, en definitiva, todo lo que consideres importante para empezar a implantar el cambio de sueño diurno:

....

....

....

....

....

....

....

....

....

....

5

Hábitos externos adquiridos para dormir

Llegamos al quid de la cuestión. Si has leído hasta aquí, seguro que ya te has dado cuenta de la importancia que tienen los hábitos externos de conciliación en los procesos de mejora del sueño. Como puede también que no hayas averiguado aún cómo abordar los cambios necesarios. Vamos a dedicar este capítulo a profundizar en este concepto tan relevante y, lo más importante, vamos a ver cómo dar solución a los problemas más habituales que nos pueden surgir. Superar esta etapa os acercará, y mucho, al deseado descanso.

Aportar seguridad para poder avanzar

Como con cada paso que hemos ido dando, debemos tener una situación óptima antes de seguir adelante. Nos hemos centrado hasta ahora en planificar unos buenos horarios y en mejorar las siestas, y el camino ha sido razonablemente fácil.

Pero nos enfrentamos al primer reto difícil de verdad: eliminar las muletillas que le están impidiendo enlazar ciclos de sueño y romper las vinculaciones de sueño y alimentación/succión/movimiento. Esto no va a ser sencillo. Es en este momento cuando los sentimientos de frustración, enfado, impotencia, duda... más van a aflorar, tanto en nosotros como en nuestros hijos.

Lo primero que tienes que tener claro es que, aunque lo estás haciendo por el bienestar de todos, tu bebé o niño no ha pedido iniciar este proceso. Depende de la edad que tenga, puede que ni siquiera puedas explicarle con palabras por qué vais a realizar estos cambios o cómo van a ser, por lo que tienes que buscar un momento emocionalmente estable y cargarte de paciencia y, sobre todo, amor. Tratándose de la etapa que, probablemente, más dificultad entraña, preservar la tranquilidad en este momento es de vital importancia, así que asegúrate de que no tenéis viajes o grandes eventos a la vista.

Vamos a ir realizando cambios paulatinamente y preparando la situación para que, cuando demos el paso final de eliminar los hábitos de conciliación, todo le resulte un poco más fácil. Pero no quiero engañarte: puede que se enfade, puede que se enfade mucho; y hay niños, además, que se expresan intensamente a través del llanto (el llanto se merece un capítulo solo para él, así que hablaremos de esto mucho más en detalle). En todo momento necesitas mantener la calma, respetar las emociones de tu hijo, abrazarlo, sostenerlo, acompañarlo, incluso hablarle y verbalizar todo lo que sientes o creas que pueda estar sintiendo él. Intenta cuidaros durante el proceso al máximo, empatiza al cien por cien con la situación y con su enfado, dale tiempo, permite que se exprese y permanece a su lado dándole soporte física, verbal y emocionalmente todo el tiempo.

Para aportarle seguridad, tenemos además que conseguir que se vincule con las personas u objetos que van a intervenir en el proceso. Por ejemplo, si vamos a realizar un destete nocturno y se va a encargar otra persona, tendremos que lograr que se sienta a gusto para dormir con esa persona. Y si decidimos utilizar la cuna, no podemos presentársela sin más, sino que iremos poco a poco. El niño tiene que sentirse seguro y arropado, lo cual no indica que vaya a aceptarlo todo a la primera, pero nosotros tenemos que proporcionar las condiciones óptimas para tratar que así sea. La clave con ellos es siempre ser graduales y constantes. Empieza por presentarle estos nuevos elementos, como hicimos con la sustitución de muletillas y el plan B para siestas. Si has llegado a este paso, es que ya has conseguido eliminar el hábito externo en las siestas; ahora, vamos con las noches.

Situaciones más habituales

En todos los casos hay un factor común: necesitan de cierto soporte, en ocasiones de varios a la vez, para poder conciliar el sueño, y ante la ausencia de la ayuda, no son capaces de dormir, incluso aunque estén completamente rendidos. ¿Por qué pasa esto? Pues a veces por algo tan sencillo como que desconocen que pueden hacerlo, así que tendremos que trabajar un poco la situación para que lo descubran.

Como ya sabes, cada vez que se duermen y finalizan sus ciclos de sueño, se despiertan o se desvelan y necesitan nuestra asistencia para volver a descansar. Esto puede ocurrir dos o tres veces durante la noche si son niños capaces de enlazar varios ciclos o una vez a la hora en casos más complicados. De la misma forma, en las siestas necesitarán que estemos disponibles cada vez que se despierten, para poder echar siestas más largas.

Me he encontrado muletillas de lo más peculiares; a medida que van siendo más mayores sobre todo, pueden llegar a establecer vínculos realmente extravagantes. Voy a describir con detalle algunas de las situaciones que más se repiten y que puedes estar viviendo. No son las únicas, pero es un resumen que engloba bien las que de manera más recurrente me encuentro en la consulta.

Solo se duerme con el pecho

La alimentación con lactancia materna y el sueño tienen una vinculación muy estrecha y completamente biológica. Dormirse al pecho de una madre es algo natural, placentero y del todo normal. Es más, la leche materna contiene triptófano, un aminoácido esencial que interviene en los procesos de regulación del sueño, entre otras funciones. El triptófano se encuentra en mayores concentraciones en el calostro, el primer alimento del bebé cuando nace, y también tiene un papel muy relevante en la regulación del ritmo circadiano. Por concluir con la clase de ciencias: tomar el pecho da sueño (también a la madre), así que dormirse mamando es muy fácil.

El pecho es también consuelo, calor y, por supuesto, alimento. Esta mezcla hace que sea el lugar más deseable para pasar horas y horas y, claro está, para dormir. Todo esto es normal, esperable y está bien. No hagas caso a esas frases de «Te usa como chupete», «Tiene mamitis» o cualquiera de esas sandeces que se escuchan con demasiada frecuencia. Lo que os ocurre es normal, solo que se ha quedado instalado como recurso único, y en eso es en lo que vamos a trabajar. Cuando empiezo una consulta con una madre lactante que lleva meses, o años, dando el pecho y con una situación de carencia de sueño, muchas veces me dice: «Estoy dispuesta a todo, a dejar la teta si hace falta, no puedo más». Mi respuesta es siempre la misma: «Dejemos, si te parece, este aspecto para más adelante; si cuando terminemos el asesoramiento, sigues deseando destetar, te daré algunos consejos para hacerlo». Pero cuando empiezan a dormir, el pensamiento de terminar su lactancia desaparece por completo porque es algo que, a casi todas las mujeres, les resulta reconfortante, apaciguador, las hace conectar intensamente con sus hijos y con ellas mismas.

Y es que cuando una lactancia se vuelve exitosa, incluso tras pasar por dificultades importantes, descubrimos el gran poder que como mujeres tenemos y lo útil que es en muchas situaciones: cuando llora, cuando se hace daño, cuando lo vacunan, cuando tiene hambre, cuando tiene sueño, cuando está nervioso... El pecho es ese bálsamo mágico que todo lo soluciona y nosotras sentimos que es la varita que todo lo arregla, y lo usamos, lo usamos mucho. E insisto, está bien y es maravilloso, pero cuando nos acomodamos (nosotros también, no solo ellos) a utilizar siempre lo que más rápido nos funciona y nos quedamos con ese recurso único, la teta para todo, puede que nos estemos poniendo en dificultades a nosotros mismos y evitando que nuestro hijo desarrolle habilidades propias para calmarse y, en consecuencia, para conciliar el sueño por sí mismo.

Vamos, que el problema no es la teta, no has hecho nada para llegar a esta situación. Simplemente desconocías que se puede hacer de más formas y has usado la que mejor y más rápido te funcionaba, lo cual tiene toda la lógica. Lo bueno es que tiene solución y que vas a seguir disfrutando de vuestra lactancia todo el tiempo que queráis ambos.

Solución. Suele ser necesario realizar un destete nocturno o hacer una planificación clara de las tomas nocturnas. Esto se valorará según la edad y las circunstancias; luego ahondaremos en cómo hacerlo.

Solo se duerme con el biberón

En el caso de los bebés que toman fórmula, nos encontramos con una muletilla aprendida, ya que, a diferencia del pecho, el biberón no contiene esas sustancias que directamente induzcan al sueño. Ahora bien, seguro que reconoces la sensación de que te entre sueño tras una comida placentera; pues por aquí viene el hábito. Si yo pudiera dormir una siesta después de comer, creo que también lo haría. Sentirnos saciados provoca bienestar, calma, y esto también favorece el sueño. Es algo conocido que dar el biberón les puede ayudar a dormir. Muchos son los niños que se toman su biberón y duermen toda la noche perfectamente. Pero como nos funciona a primera hora, le ofrecemos leche cada vez que se despierta; así le estaremos enseñando a que esa es la forma en la que tiene que dormirse, lo aprenderá y lo reclamará.

Aunque ya lo comenté brevemente, recalco que los hábitos para dormir, el dormir bien o mal, nada tienen que ver con cebarlos y meterles leche sí o sí para que se sientan llenos. No hay que darles biberones con cereales para que duerman mejor. El hambre no está relacionada con los despertares, salvo cuando son muy bebés.

Solución. Eliminar la alimentación por la noche de forma total o parcial según la edad y situación del niño.

A diferencia del pecho, los biberones suelen espaciarse un poco más en el tiempo a partir de los seis meses, por lo que puede que no te haya servido en todos los momentos del día. Si aún no era la hora de alimentarlo, quizá hayas recurrido al chupete para que tuviera algo que succionar. Son dos muletillas que suelen ir muy de la mano.

Se despierta si pierde el chupete

La necesidad de succión de los bebés es algo real; de hecho, hay bebés para los que resulta tan importante que reclaman el chupete casi todo el tiempo que no están alimentándose. Pero, además, al ser otro elemento que puede ayudar a calmarles, puede servirnos cuando se despiertan; solo succionando un poco, vuelven a coger el sueño. Reconozco que tengo una relación amor-odio con ellos, porque son de gran ayuda algunas veces, por ejemplo, durante un berrinche en un viaje en coche, cuando no puedes cogerlos, pero su uso excesivo o muy prolongado en el tiempo suele acabar en malos resultados, no solo en el sueño. Además, en mi opinión, es la muletilla más costosa de eliminar.

Si aún no te ves en la situación de considerar al chupete como una muletilla y crees que vuestro problema es otro, puedes seguir usándolo, pero es conveniente, en cualquier caso, trabajar la paciencia y no salir corriendo a cogerlo cada vez que pensamos que lo puede estar reclamando. Es decir, no debemos ponerle el tapón para cortar el llanto cada vez que le pasa algo, sin pensar en nada más. Es habitual escuchar llorar al niño, por la razón que sea; como sabemos que succionando se calmará, vamos a por el chupete, antes incluso de comprobar por qué está llorando. Así generamos una situación que no existía inicialmente: el llanto porque se le ha caído. Cuando un niño llora, tenemos que tratar de averiguar primero qué le pasa (si necesita que lo cojan en brazos, si tiene hambre, si siente dolor, etc.) y ponerle solución, no impedir el llanto poniéndole el chupete.

Solución. El tema del chupete es complejo porque no hay una forma paulatina de hacerlo: no podemos ofrecérselo unas veces sí y otras no; no ayuda el dárselo dormido, como puede pasar con la alimentación. Por tanto, si crees que el principal problema es el chupete, en este caso solo queda tomar la decisión de qué día se lo quitarás y hacerlo. A cambio, ofrécele todo tu soporte emocional y físico.

Para ayudarte con esta decisión, te aconsejo que valores cómo de independiente es en la gestión del chupete. Dependerá de su edad, de sus destrezas y también de su interés. Si el niño sabe y quiere ponerse el chupete en los despertares, pero está acostumbrado a que vayamos a ponérselo, podemos ir trabajando su autonomía de diferentes formas: dejándole varios chupetes por la cuna o usando chupetes luminosos; cuando todo esto falle, iremos a ayudarle, pero, en lugar de ponérselo en la boca, como hacemos habitualmente, se lo acercaremos silenciosamente a la mano para que parezca que lo encontró él solo. Así iremos fomentando que el niño quiera buscar los chupetes cuando se despierta, si es que es eso lo que necesita.

Si tras hacer estas pruebas, o debido a que la edad de tu bebé no le permite tener esta habilidad, concluyes que no va a ser posible que tenga una gestión independiente, lo mejor será retirarlo por completo. Adicionalmente, y como primer intento antes de realizar la retirada completa, a veces funciona utilizarlo a primera hora de la noche o de la siesta, pero guardarlo en cuanto esté profundamente dormido y no ofrecérselo más en toda la noche.

Por último, con niños más mayorcitos que sean conscientes, podemos llegar al acuerdo de no usar el chupete dentro de los dormitorios; así, nos despediremos de los chupetes antes de ir a la rutina de sueño y él sabrá que no están a su alcance. Por la noche, si lo reclaman, les recordaremos que nos hemos despedido de ellos y que mañana podrán volver a usarlo. Esta estrategia de diálogo puede funcionar también con biberones y pecho.

Si finalmente decides retirarlos por completo y el niño tiene edad suficiente para entender la situación, es conveniente que se lo expliques y que le facilites el duelo que supone la pérdida de un objeto importante de apego. A veces, ayuda contarles que se los vais a regalar a otros bebés (incluso a algún bebé en concreto, familiar, amigo, que conozca y al que pueda poner cara), a los delfines bebés, a la luna... Hay infinidad de historias que puedes utilizar. También puedes inventar la tuya propia y, cuando lo necesite, recordarle que ya no está con nosotros y, por supuesto, estar a su lado durante todo el proceso.

Solo concilia el sueño en contacto directo

Nuevamente, nos encontramos ante una necesidad natural y de supervivencia. Los niños necesitan tenernos cerca, sentir que estamos disponibles físicamente. Por eso, cuando son más bebés, dormir encima de nosotros les aporta tranquilidad y, en consecuencia, les ayuda a dormir mejor. Esto seguirá ocurriendo durante toda la infancia, y ver cómo nuestro hijo se desliza en nuestra cama después de una pesadilla o de un desvelo que no ha podido gestionar seguirá siendo natural. El contacto es seguridad. Pensad en la cantidad de contacto que tuvieron cuando estaban en el útero materno: cuanto más crecían, más contacto había, hasta que llegaron a tener cada centímetro de su piel pegado a mamá. Por este motivo el contacto directo es tan importante tras el nacimiento y durante mucho tiempo. Los seres humanos necesitamos tocarnos para relacionarnos, y en el caso de los niños, también para sentirse queridos y protegidos. La noche genera cierta incertidumbre, cierta sensación de separación, y esa necesidad surge con más intensidad en estos momentos, porque la inevitable pérdida de consciencia que implica el sueño a veces les hace sentir indefensos. «Me voy a dormir, pero no te muevas de mi lado, cuida de mí igualmente.»

El colecho es en muchos casos una gran solución. A veces, solo durmiendo juntos ya duermen mejor. Pero en otros casos, puede convertirse en un niño o bebé que necesita estar encima de nosotros o tan pegado que para los demás resulta imposible descansar; además, al menor movimiento se despiertan reclamando el contacto y probablemente algo más. Es por esta razón que tenemos que buscar otras formas que no dependan del contacto directo y continuado, porque si no, acabaremos teniendo que irnos a dormir cada vez que nuestro hijo tenga que descansar y terminaremos además con algún dolor de cuello o espalda.

Solución. Podemos retirar poco a poco el contacto, alejándonos lentamente cuando lo estamos durmiendo. Funciona también poner una separación física; es decir, el colecho no suele ser una de las mejores soluciones cuando las muletillas están relacionadas con el contacto, porque al poder moverse libremente y no tener ningún impedimento, se acercará a ti rodando medio dormido. Si vuestro deseo es dormir juntos, podéis colocar una cuna de colecho con una separación física entre la cama y la cuna. Eso le impedirá pasar a la cama porque se encontrará con el tope, suele funcionar también poner cama y cuna a diferentes alturas; en el caso de niños más mayorcitos que ya pueden saltarse ese límite, será quizá necesario cerrar la barrera de la cuna por completo. Si el colecho es algo de mucha importancia para vosotros, podéis probar a eliminar otras posibles muletillas, como puede ser el pecho, y ver si el colecho es posible en circunstancias más cómodas después de esto.

Solo concilia el sueño en movimiento constante

Esta es una de las muletillas más difíciles de sobrellevar porque es más costosa que, por ejemplo, ofrecerle el pecho o el chupete. Si cada vez que se despierta, necesita que lo cojamos, podemos pasarnos la noche dando paseos y siendo nosotros los que nos desvelemos cada vez para, al poco tiempo, tener que levantarnos de nuevo. Y hay niños que con mecerlos suavemente en brazos vuelven a dormirse, pero otros sin embargo necesitan ser porteados enérgicamente o que te subas con ellos en una pelota de pilates y te pases la noche dando botes. Muchos padres me dicen que es la situación que peor llevan, que sienten incluso que cualquier día se les caerá el niño, porque están tan cansados que no se ven capaces de seguir acunando al niño por más tiempo.

Solución. Ir realizando un movimiento cada vez menos enérgico y, cuando se vaya adaptando, empezar a realizar un contacto intermitente ya tumbado en la cuna o en la cama en la que vaya a dormir. Después, poco a poco, intercalar movimiento y quietud.

Se despierta al tocar su cuna

Para empeorar cualquiera de las anteriores situaciones, nos encontramos con bebés y niños que, cuando al fin hemos conseguido que se duerman de un modo u otro, al acostarlos en su cuna, ese lugar que debería estar asociado a la tranquilidad y al descanso, automáticamente se despiertan. Y casi siempre con un nivel de enfado tal, que nos toca empezar de nuevo el proceso.

Esto lo hemos explicado brevemente en párrafos anteriores. Para ellos es tremendamente perturbador dormirse en un sitio y despertarse en otro. De hecho, hay niños que ni siquiera necesitan tocar la cuna para despertarse y solo con intentar cambiarles de posición ya nos encontramos con un bebé alterado, asustado y más demandante incluso que en momentos previos.

Solución. Ir acortando el tiempo en brazos o en la mochila y dejándole cada vez antes en la cuna o cama para, desde ahí, ofrecerle también contacto intermitente. Queremos que pase al menos los últimos segundos antes de dormirse en su cuna para que no se despierte sobresaltado con el cambio.

Varias muletillas a la vez

Al igual que el biberón y el chupete suelen ir juntos, podemos encontrarnos con bebés que necesitan pecho y después que los cojan en brazos, chupete y movimiento, o cualquier combinación de las anteriores o de otras.

Solución. En este caso, casi siempre las abordaremos una a una, encargándonos primero de la que consideremos más costosa. Después iremos retirando las demás; así podremos ver si todas nos afectan o si quitando la primera ya es suficiente. Habrá situaciones en las que las muletillas sean muy parecidas, por ejemplo, el hábito de dormirse unas veces al pecho y otras tomando el biberón (en lactancias mixtas); entonces será mejor quitarlas a la vez. Pero, por norma general, iremos avanzando paulatinamente para intentar que sea lo menos estresante posible.

Cómo empezar a retirar muletillas

Ya hemos visto cuáles suelen ser las circunstancias más repetidas y algunas posibles soluciones. Como decía, puede que tu situación particular no se encuentre reflejada en esta lista. Tendrás que valorar entonces si por el tipo de hábito es posible realizar una retirada escalonada o, por el contrario, es necesario fijar una fecha y hacerlo de una vez. Vamos a ver ahora cómo empezar con el cambio.

Para comenzar la adaptación suele funcionar elegir un momento del día, igual que hicimos con las siestas, para empezar a quitar el recurso que utilizan. En el caso de las siestas, te proponía empezar con aquella que considerases más fácil, pero en el caso de los hábitos de conciliación externos, **el mejor momento es la noche**, concretamente la primera hora, cuando nos vamos a dormir.

Esto es por varios motivos. Por un lado, el niño no estará tan cansado e irritable (porque previamente habremos trabajado a fondo en las siestas y en este punto ya tendremos un buen sueño diurno), así que tendrá mayor tolerancia a la frustración. Por otro, nosotros también estaremos más disponibles emocionalmente y con menos prisa, ya que cuando vamos a atender un despertar a mitad de la noche, el quinto quizá, solemos estar agotados, de mal humor y, en consecuencia, nuestra tolerancia está muy disminuida, lo que ocasionará que fallemos con más facilidad.

Para este primer intento, las normas son las mismas: no vale rendirse. El primer día será costoso, pero estarás a su lado, lo cogerás, lo acariciarás, le cantarás, le consentirás el enfado y empatizarás con todas sus emociones. Funciona, como te decía también, repetir en voz alta: «Cariño, sé que te sientes mal, que estás enfadado, que prefieres usar tu chupete para dormir porque no sabes hacerlo de otro modo, pero papá/ mamá está aquí y lo aprenderemos juntos».

Así, con paciencia y amor, terminará por dormirse antes o después. Dependerá del carácter del niño, de si habéis hecho intentos previos o no, pero puede que el nivel de queja llegue a ser intenso. Tú conoces a tu hijo y sabes cómo suele ser su expresión ante la frustración o el enfado. Es positivo que te prepares y que tengas la certeza de que estarás consolándolo en todo momento. Lo más difícil en esta parte es no ceder a la muletilla, ya que tenemos en nuestra mano el poder inmediato de calmar a nuestro bebé como él reclama y desde luego nos costará más hacerlo de otro modo. Pero esto es tan cierto como que si lo haces, habrás resuelto el problema más inmediato, pero no la situación de fondo.

Cuando preparo a mis familias para este primer momento, siempre les recuerdo que su poder como padres y madres está muy por encima de biberones, chupetes, hamacas y hasta del pecho materno. Porque tu poder como padre/madre, tu capacidad de serenar a tu hijo, de consolarlo, de hacerle sentir querido, no depende de nada, solo de ti mismo. **Y este poder te acompañará toda la vida.** Incluso cuando nuestros hijos sean adultos, nuestro deber como padres seguirá siendo el de ser su hogar.

No olvides esto, porque te reconfortará en muchos momentos. No pienses nunca que no eres capaz de conseguir tus objetivos. Eres su padre/madre y eso es de por sí el mayor bálsamo que encontrarán a lo largo de toda su vida y ante infinidad de situaciones que les provoquen enfado, frustración y hasta dolor. Recuerda esto siempre que pienses que no puedes, repítelo en alto: «Soy tu mamá, soy tu papá, te quiero, te cuido, estoy aquí para ser tu consuelo y juntos lo conseguiremos».

Al tratarse de un proceso que puede ser costoso, no aconsejo que avances hasta no tener esto controlado, y te llevará quizá unos días. Como en momentos anteriores, intenta no estancarte; demos cierto tiempo para que se adapten y, cuando nos sintamos cómodos, prosigamos. Pero en tanto en cuanto la hora de dormir no sea un momento agradable, feliz y sin dramas, no te plantees empezar a hacerlo el resto de la noche. Se podría hacer todo de golpe, noche y despertares, y es más rápido, claro, pero os estaréis poniendo todos mucho más al límite que si empezamos solo por ese momento del día. Cuando lo consigas, ya habrás conquistado los días y la primera hora de dormir. No está nada mal...

Una vez superada esta fase de vinculación inicial, ponemos fecha para realizar el siguiente paso y, llegado el momento, abordamos todos los despertares nocturnos de la misma forma que hemos estado trabajando a la hora de dormir. En este sentido, es importante que recuerdes las horas mínimas para empezar el día, porque será lo que te indique que todo lo que ocurra desde que vamos a dormir hasta esa hora se debe abordar como despertar nocturno. En el caso de la eliminación de hábitos relacionados con alimentación o succión, además de la hora, será importante tener en cuenta el espacio. Es decir, no se trata de empezar el día y utilizar directamente el recurso que estamos eliminando cuando haya llegado la hora mínima (por ejemplo, despertar y darle el pecho en la cama), sino que saldremos primero de la habitación y empezaremos el día con luz y movimiento.

Busca nuevamente unos días que os vengan bien y en los que vayáis a estar con menos estrés y preocupaciones; por ejemplo, si no trabajas los fines de semana, el viernes por la noche será un buen momento para empezar. Así, puedes diseñar unos turnos que te permitan descansar en otros momentos del fin de semana o puedes pedir un poco de ayuda extra a la familia y que se lleven al niño de paseo para echar una buena siesta. Esto te permitirá seguir con la energía en buenas condiciones para esos primeros momentos que tienen mayor dificultad.

Estamos en la fase más complicada, por eso la planificación y las adaptaciones paulatinas son tan importantes, a fin de que todo sea lo más breve y menos estresante posible para todos. Lo bueno es que una vez que tenemos la primera hora de la noche superada, el resto suele ser razonablemente fácil porque la vinculación ya existe, y alcanzar el consuelo es más fácil. La gran noticia es que es en este momento cuando vais a empezar a ver resultados tangibles, cuando empiezan a reducirse considerablemente los despertares, razón por la cual se hace un poco más llevadero. A partir del tercer o cuarto día de haber retirado la muletilla por completo, todos empezaréis a descansar mejor. Hay que tomarse el proceso como algo intenso pero muy limitado en el tiempo, lo que te hará tener más paciencia y esperanza. Recuerda: esto lo estás haciendo por todos, tu familia se merece descansar para estar al cien por cien al día siguiente, física y emocionalmente.

Además de no rendirte, intenta no cambiar de turno en mitad del proceso. Puedes organizarte como necesites, cambiar de opinión todas las veces que consideres, pero hay una regla importante: **la persona que cruza la puerta para atender al bebé, tiene que seguir adelante hasta que lo consiga.** No podemos salir a mitad del proceso para que entre nuestra pareja o ceder y utilizar la muletilla que estamos eliminando porque nos estaremos complicando a nosotros mismos y estaremos diciéndole a nuestro hijo que el camino para conseguir lo que quiere ahora es otro, no que queremos cambiar de camino.

La coherencia es realmente importante durante todo el proceso, tenemos que actuar siempre de la misma forma porque si no, aumentará el nivel de enfado y frustración, el niño no sabrá qué esperar de nosotros y si hay posibilidad de que pueda esperar lo que estamos eliminando, se quejará aún más intensamente. Por eso cada paso que des, tiene que haber sido asegurando el anterior; así, estaremos lanzando un mensaje único.

Es importante también que todas las personas que atiendan al bebé actúen de la misma forma, luego hablaremos más en detalle de esto, porque no solo las personas que viven en la casa, también los cuidadores secundarios, son de vital importancia para conseguir el éxito, así que si tu hijo convive con otras personas, pasa mucho tiempo con abuelos o tíos o lo cuida algún profesional, explícales detalladamente qué necesitas de ellos y asegúrate de que entienden la importancia de su papel en el proceso.

Plantéate pequeños retos para ir ganando confianza en ti mismo, por ejemplo: hoy vas a conseguir dormirlo a primera hora sin darle el biberón. Ese es tu plan, hazlo concienzudamente. Cuando lo consigas, tendrás más seguridad, sabrás que puedes y darás más pasos con tranquilidad. Recuerda, sobre todo, que hablamos de un proceso que te va a requerir emocionalmente, pero que es corto, así que cuando dudes de si lo vas a conseguir, piensa que a la tercera o cuarta noche, empezarás a ver buenos resultados. Fíjate ese objetivo, ve noche a noche, despertar a despertar, y cuando menos te lo esperes, te darás cuenta de todo lo que habéis conseguido.

Cómo realizar un destete nocturno

Voy a dedicar una sección específica a este apartado, ya que puede que el hábito externo de conciliación más repetido sea precisamente el de dormirse solo al pecho.

Antes de empezar, asegúrate de que echa sus siestas sin pecho y de que ya tienes controlada la primera hora de la noche. Quizá sueno un poco reiterativa, pero haber conseguido estos dos hitos previamente es imprescindible para seguir.

Trata de evitar no solo que se duerma al pecho de día, sino que tampoco se adormile. Y no me refiero a que si se está adormilando al pecho lo despiertes, hablo de evitar que esta circunstancia se dé. Si notas que tu hijo empieza a volver los ojos, esa especie de trance en el que entran cuando están mamando, probablemente estés a un paso de que empiece a dormirse aunque sea muy ligeramente. Cuando veas que no avanzas en la noche, revisa esto de nuevo. Tendrás que poner especial empeño, ya que como explicaba antes, dormirse al pecho es algo completamente natural. Suele funcionar reservar las tomas de pecho para después de los períodos de sueño; no obstante, seguiremos priorizando, especialmente en menores de un año, la alimentación a demanda. Se trata de intentar buscar el equilibrio entre darle el alimento que reclama y, en la medida de lo posible, amamantarlo cuando esté totalmente descansado.

De especial relevancia es la última toma del día, una toma que quiero que incluyas incluso en la estructura de horarios que has preparado. Recuerda que era uno de los tres momentos clave del final del día: fin de los estímulos, última toma de leche y rutina de sueño. La última hora del día normalmente estará dedicada al baño, a la cena y a la última toma de alimento. Es probable que tengas la costumbre de dejar el pecho para el final porque así se relaja más y se duerme antes, pero esto que te facilita tanto la primera hora de la noche, te está complicando el resto y, de nuevo, no podemos solo cambiar lo que más nos molesta, sino que tenemos que abordar el caso de manera completa, atendiendo también a otros momentos que no nos incomodan tanto o que hasta nos gustan.

Algunas mujeres me preguntan: «Pero ¿ya no podré darle el pecho nunca más para dormir?». Sé que es algo placentero para ambos, pero puede que así sea, no te quiero mentir. Hay niños que cuando ya duermen perfectamente, son más flexibles y podréis volver a realizar ciertas cosas que antes os gustaban. Pero hay otros que lo llevan muy mal. Podréis probar cuando todo esté en orden y ver el resultado que obtenéis, pero, en cualquier caso, durante el desarrollo del plan hay que evitarlo por completo.

Para ello, organiza esta última hora del día para que mamar no sea lo último que haga el bebé. En este sentido, si el baño le resulta relajante, puedes dejarlo para el final del día; sin embargo si se estimula, será mejor que lo último sea la cena. Así, podría ser baño-pecho-cena/pecho-cena-baño o cualquier combinación que os funcione bien y que no deje el pecho para el final. La razón es que es la toma en la que es más fácil que se quede dormido y además la más próxima a irnos a dormir, lo que nos pasará aún mayor factura. Para preparar este orden, recuerda que si tu hijo es menor de doce meses, la toma de leche deberá ser preferiblemente antes de la cena (si la toma), así te asegurarás de que recibe las calorías que necesita.

¿Y por qué esto es tan importante? Pues porque cuando se adormilan, o peor aún, cuando se duermen, su cerebro vuelve a esa vinculación que tan arraigada está y si después se la negamos, no entienden nada. Estar pendiente de esto durante el día, especialmente en la última toma, hará que las noches sean mucho más fáciles. Recuerda, es habitual cuando las noches no avanzan que el bebé se duerma o adormile succionando de día. Presta mucha atención si sientes que no progresáis.

Con esto resuelto, nos ponemos de lleno con el destete nocturno. Vamos a valorar cuál es la mejor forma de hacerlo. Te voy a presentar varios métodos y para escoger el mejor en vuestro caso tendrás que tener en cuenta dos factores: cuánto necesita comer por la noche (para decidir cuántas tomas le ofrecerás), y qué tipo de succión realiza (afectiva o nutritiva) para volver a dormir.

¿Cuánto necesita comer por la noche?

De la misma forma que hemos podido establecer un patrón de siestas por edades, podemos decidir cuáles son las necesidades nutritivas nocturnas según su edad. Así, nos encontraremos:

Edad	Tomas necesarias
– 6 meses	A demanda
6-12 meses	2-0
12-24 meses	1-0
Más de 24 meses	Normalmente ninguna

Estableceremos este patrón en base a su peso, a su alimentación durante el día y, por supuesto, atendiendo a las especificaciones de su pediatra de referencia. Si tenéis dudas, coged el rango máximo para su edad.

Ahora bien, si tiene que hacer, por ejemplo, dos tomas y, como hemos explicado, lo confunde el que a veces le demos leche y a veces no, ¿cómo vamos a poder compatibilizar ambas cosas? Haciendo un poco de trampa y haciéndole creer que no está comiendo por la noche. Le daremos de comer para asegurar las calorías, pero estará completamente dormido; así, iremos eliminando el hábito a la vez que hace las tomas que necesita según su edad.

Amamantar a un bebé o niño dormido puede resultarte realmente extraño si nunca lo has hecho, pero es posible con un poco de práctica. Una vez has establecido las tomas que necesita hacer, planifica en qué horarios las ofrecerás. A la hora acordada, cógelo con cuidado y estimúlale en los labios para que abra la boca y empiece a succionar. Dominar esta técnica te llevará unos días, así que puedes empezar a practicar con una toma mientras estás en la fase de vinculación anterior. Intenta que al menos una de las tomas sea antes de acostarte, lo más tarde posible, así evitarás despertarte de más por la noche.

Es importante que la toma se haga siempre con el niño dormido; por tanto, si tienes previsto amamantarlo sobre las doce de la noche y a las doce menos cuarto se despierta, será necesario primero dormirlo y esperar a que supere la primera fase de sueño ligero (unos diez o quince minutos); entonces, acércate a realizar la toma. Puede ocurrir que efectivamente tenga hambre y que, aunque consigas dormirlo, a los cinco minutos se vuelva a despertar inquieto. Si esto te pasa varias veces seguidas, es un indicativo claro de que necesita comer. Si se da esta situación alguna vez, utiliza el siguiente recurso: cógelo en brazos para dormirlo y en cuanto veas que cierra el ojo y se relaja, ofrécele la teta de inmediato; luego, vuelve a dejarlo en su cuna. Es una situación no deseable, pero puede pasar, y esa es la forma de solucionarla.

Hay niños a los que es muy difícil darles el pecho sin que se despierten porque son muy sensibles al movimiento; en este caso, puedes probar con un biberón. Quizá tu hijo no toma leche en biberón durante el día de ningún modo, pero cuando están dormidos es realmente sorprendente la capacidad que tienen. Lo he observado con sorpresa en procesos de suplementación en asesoría de lactancia o en niños, por ejemplo, con alergia a la proteína de la leche de vaca o con reflujo que no querían comer de día porque recordaban que sentían dolor.

¿Qué tipo de succión realiza para volver a dormir?

Por otro lado, está el tipo de succión que realiza, lo que nos permitirá decidir si abordar el destete de una forma u otra.

Succión mayoritariamente nutritiva. Es la succión que realizan para comer, una succión lenta y profunda, notamos la deglución, se están alimentando. Lo primero que tendremos que hacer durante la fase previa es intentar aumentar las tomas de día. A veces, por motivos laborales, pasan muchas horas sin ser amamantados, te lo contaba antes, y recuperan a última hora de la tarde y por la noche. Así que primero habrá que intentar aumentar la ingesta de leche en ausencia de la madre (bien con lactancia en diferido, bien a través de fórmula). Con esto asegurado, podemos cronometrar las tomas que realiza por la noche y desde la referencia máxima que encontremos, ir reduciendo minutos cada dos o tres días hasta eliminar por completo las tomas.

Es un proceso lento porque no podremos aplicarlo en todas las tomas a la vez, sino que tendremos que ir toma a toma. Este método solo funciona cuando tenemos un bebé pequeño, que toma leche siempre que se despierta para alimentarse y hace tomas largas y profundas (el tiempo de succión afectiva posterior no se tiene en cuenta); es un método que, conjuntamente con el incremento de calorías en el día, va favoreciendo que se reduzcan los despertares por hambre.

Succión mayoritariamente afectiva. Es una succión corta y rápida; no se están alimentando, se están relajando. Cuando tenemos un bebé con un patrón de despertares de coger el pecho, succionar un poquito e inmediatamente volver a dormir, no será posible aplicar el método de la reducción de tiempos. En este caso, al igual que con el chupete, lo que tienen es una necesidad de succión para conciliar el sueño; por ello, el método tendrá que ser el mismo: tomar la decisión de qué día dejaremos de ofrecerle el pecho y hacerlo.

Una forma de realizar este proceso es a través del (mal llamado) **«método padre»**, que consiste en que el padre/madre no lactante/otra persona se encargue de atender al bebé a primera hora y en todos los despertares durante el tiempo que dure el proceso de destete. Suele facilitar bastante la situación, ya que para el bebé o niño es más fácil encontrar otra forma de dormirse con una persona que no le vaya a dar el pecho. Si optáis por hacerlo así, es todavía más importante realizar esa vinculación inicial en la que, durante unos días, la persona que va a realizar el destete se encargue solo de la primera hora; así consigue esa aproximación necesaria. El bebé encontrará el modo de dormir y, después, la persona ya podrá encargarse del resto de la noche sin mayor dificultad.

En el caso de que durmáis todos en la misma habitación, suele ayudar bastante que, al menos los primeros días, mientras todo pasa a estar bajo control, la madre lactante se vaya a dormir a otro espacio. Cuando se hayan reducido los despertares, la madre podrá volver al cuarto. En un primer momento, será mejor que la persona que lo ha acompañado en el proceso siga durmiendo entre la madre y el bebé.

Por último, algo que puede ocurrir es que cuando la madre regrese a la habitación, volvamos a los despertares. Esto les pasa a algunos niños que se sienten muy estimulados con la presencia y el olor del pecho. Si se diera esta situación, se puede intentar que la madre vuelva a salir de la habitación por un período más largo y probar de nuevo. Si a la segunda tampoco funciona, habría que valorar cuál es el mejor modo para dormir, con el que podamos descansar todos. Retomaremos esta tema para ayudaros a decidir sobre dónde dormir en el próximo capítulo.

Tanto si es otro cuidador como si es la propia madre lactante, la forma será siempre la misma: en cada despertar, lo abrazaremos, lo acunaremos, le cantaremos, haremos todo lo que esté en nuestra mano para romper la vinculación que le impide enlazar ciclos de sueño. Es quizá, junto con el chupete, uno de los procesos más complicados. Paciencia, seguridad en tu capacidad para reconfortar a tu hijo y a superarse día a día. No caigas en la trampa de ofrecerle el biberón como sustituto porque habrás cambiado un sistema por otro en cuestión de días, y no olvides darle las tomas dormido que le correspondan por edad.

Cómo eliminar el biberón por la noche

La otra vinculación alimentación-sueño se da con el biberón, a veces incluso pueden ocurrir en combinación. Las pautas al respecto de la cantidad de tomas que necesitan por edad y a la forma de ofrecerlas (alimentación dormido) son exactamente iguales que en el caso de los bebés que toman leche materna. Con el biberón es más fácil porque no es necesario sacarlos de la cuna, con levantarles un poco la cabeza estando boca arriba es suficiente; y si está de lado o boca abajo, primero le das la vuelta y lo acaricias un poco para que se vuelva a dormir si se ha espabilado levemente. Como no requiere cogerlo en brazos, cuando las tomas de pecho dormido no funcionan en absoluto, a veces puede ser útil probar con el biberón, como te decía más arriba.

En el caso del biberón, cuando sea por hambre, hay otra forma más de ir eliminando el hábito que consiste en cambiar la proporción de agua y fórmula. Como sabes, cada formulación tiene unas instrucciones precisas sobre cómo preparar los biberones y sobre cuál es la cantidad de fórmula para x mililitros de agua. Lo que vamos a ir haciendo, de la misma forma que con el pecho contábamos los minutos, es ir reduciendo la cantidad de biberón. En este sentido, puede funcionar ir reduciendo lo que le ofrecemos en mililitros, pero suele ser más efectivo empezar por aguar más la leche, es decir, que haya mayor porcentaje de agua del que corresponde. Combinando la reducción de fórmula con la reducción de volumen podremos ir retirando biberones.

De la misma forma que con el pecho, si nos encontramos con un bebé que consigue tomarse un biberón, como mucho, en toda la noche porque solo lo utiliza para succionar un poquito y volver a dormir, tendremos que utilizar el método de la retirada completa. En cualquier caso, estas cuadran perfectamente con las tomas dormido si las requiere, ya que estamos haciendo retiradas ficticias. El bebé o niño creerá efectivamente que ha dejado de tomar leche de noche porque no se enterará cuando lo hace. Nos aseguramos así las calorías, eliminamos despertares por hambre y trabajamos por quitar el hábito que los provoca.

Para terminar con el capítulo de los hábitos externos de conciliación quiero comentarte también un fenómeno que me he encontrado en algunas ocasiones. Hay niños a los que encontrar en sí mismos la capacidad para conciliar el sueño les resulta más costoso. Lo veremos cuando, tras eliminar cierto hábito (por ejemplo, el pecho), se «engancha» a otro como puede ser el chupete, en el que hasta ese momento apenas reparaba. Entonces decidimos quitar el chupete y nos damos cuenta de que se despierta cuando se le apaga el sonido orgánico que le hemos puesto. Quitamos el sonido orgánico y llega la siguiente muletilla... Y así, una tras otra, nos encontramos con que mejora, pero que vuelve a empeorar; ya entiendes la progresión... Con estos niños es especialmente importante que seas creativo, que no cambies unas muletillas por otras, que intentes no repetir para así facilitar que, con paciencia, amor y con el paso del tiempo, acaben por crear recursos propios y, finalmente, encontrar el ansiado descanso.

Tras esta profundización en el tema, seguro que ya tienes claro cómo abordar vuestra circunstancia. Anota ahora cuáles son los hábitos externos adquiridos que es necesario eliminar y cómo lo harás:

....

....

....

....

....

....

....

....

....

....

6

La importancia de escoger el lugar para dormir

Sigamos con otra cuestión importante: **¿cómo vamos a dormir?** Quizá es algo en lo que no has reparado o quizá tienes perfectamente claro dónde te gustaría dormir con tu hijo. A lo mejor ya has visualizado el momento en el que te gustaría que durmiese en su propia habitación o, por el contrario, es algo que ni imaginas hasta dentro de mucho tiempo, incluso años.

Decidir dónde dormir es algo totalmente íntimo y no hay una edad idónea para que duerman en su habitación solos o con sus hermanos, de la misma forma que no hay una fórmula única para las parejas que suelen dormir juntas, pero que por infinidad de motivos pueden preferir dormir separadas. ¿Y acaba esto con su intimidad? Pues no, pero se piensa, erróneamente en mi opinión, que los niños suelen acabar con la intimidad de la pareja y que, en cierto modo, tenemos que acelerar el momento de que empiecen a dormir solos y sean independientes. En cualquier caso, esto es algo, como digo, que pertenece solo a los deseos de cada familia. Te confesaré que yo soy totalmente partidaria de dormir con nuestros hijos durante todo el tiempo que sea posible si todos los miembros de la familia lo están disfrutando. En este capítulo vamos a ver algunos datos objetivos que te pueden ayudar a decidir cuál es el modo en el que podéis descansar mejor.

Más allá de nuestros deseos, escoger el lugar idóneo en el que vamos a descansar y, concretamente, con quién va a dormir nuestro hijo no es un proceso baladí, porque en él influirán desde factores emocionales, como nuestras propias necesidades y deseos o el estilo de crianza que quieres llevar a cabo, hasta, por supuesto, la situación real, el carácter, la tolerancia o las necesidades de alimento. Y en última instancia, pero no menos importante, la percepción sensorial del niño.

Todas las fórmulas para dormir, ya sea juntos, separados, en la misma cama, en la misma habitación, en habitaciones separadas o como queráis, son opciones perfectamente válidas. Pero cuando tenemos un bebé o niño que ya está durmiendo poco o mal, tendremos que valorar en qué modo le está afectando el lugar que hemos escogido para dormir y de qué manera podemos facilitar que se den las circunstancias óptimas para el descanso de toda la familia.

Lo que nos interesa, en cualquier caso, es que sea una decisión meditada. Por eso, en este capítulo voy a exponer los pros y los contras de colechar, compartir habitación o dormir por separado, y cómo cada una de estas opciones afectará positiva o negativamente a cada uno de los problemas que podéis estar teniendo y al carácter o sensibilidad de tu hijo en particular. Quizá tu deseo sea compartir cama, pero si nos encontramos con un niño que se despierta en el momento que tú te acuestas, será razonable pensar que tus propios movimientos por la noche provoquen algunos de esos despertares. Por no hablar de lo que supone para el descanso de los demás que alguien ronque. Habrá niños que puedan dormir perfectamente contra todo pronóstico y que integren por completo el sonido de los ronquidos, pero otros se pasarán la noche despertándose. Puede que pienses que tú no lo despiertas, pero hay muchos factores que no podemos controlar y que sí le afectan profundamente. Algunos son la estimulación olfativa, la sonora o la luminosa. Aunque tú creas que pasas de puntillas y sin incomodar en absoluto a tus hijos, la estimulación directa que ocasiona el compartir habitación es, sin duda, un factor a tener en cuenta.

También puede que concluyas que sí estás ocasionando ciertos despertares, pero al pensar en tener a tu hijo en otra habitación, sientas un malestar, incluso superior al que ocasiona la falta de descanso. En ese caso habrá que buscar siempre un equilibrio entre las necesidades y las emociones. Seguramente preferirás despertarte un par de veces a tener que dormir lejos de tu bebé; pero si tu presencia ocasiona ocho despertares en la noche, puede que tengas mejor disposición para valorar otras opciones. No tengas prisa por tomar este tipo de decisiones si te suponen un esfuerzo emocional importante. Puedes probar primero otras estrategias, abordar las muletillas e ir viendo en cada momento cómo mejorar la situación cuando tú te sientas preparado.

De la misma forma, a lo mejor tu deseo es recuperar la habitación y la cama para ti, pero si tienes un bebé que necesita alimento por las noches, puede que el trastorno de ir hasta su cuarto no te compense y tenga más sentido seguir durmiendo, al menos, en la misma habitación. Cuando hablo de alimentación, me refiero a las tomas que de verdad necesitan, porque, desde luego, cuando tenemos un bebé o niño que tiene un hábito de succión afectiva importante, también pensarás en tenerlo cerca para levantarte lo menos posible; pero yo no me refiero a estas situaciones, sino a cuando tenemos un bebé de cuatro meses que se despierta tres veces para comer, lo que es algo totalmente esperable.

Escoger el lugar para dormir tiene que ser también un acuerdo total de los padres. Pensad en los deseos de cada uno sobre este punto, visualizad hasta cuándo queréis dormir con vuestros hijos. Si, por ejemplo, vais a empezar a aplicar todos los cambios que hemos ido viendo a los catorce meses y al hablar concluís que a los dieciocho ya os gustaría que estuviera durmiendo en su habitación, pues no tiene sentido abordar el proceso en vuestro cuarto. Una de dos: o lo posponéis y lo hacéis todo a la vez o adelantáis el momento de sacarlo, porque hacer dos procesos prácticamente seguidos va a ser más costoso. Pero, sin embargo, si ni siquiera has puesto fecha de ninguna clase a ese traslado o piensas «Bueno, hasta los cuatro años no me importa», por decir algo, pues compartir la habitación seguirá siendo una opción perfecta.

Aseguraos de estar totalmente alineados a la hora de tomar esta decisión, **sed sinceros el uno con el otro.** Ahora mismo eliminar todas las posibles tensiones entre vosotros es de especial relevancia. Hablaremos de esto mucho más en detalle después. Si por el contrario, tenéis opiniones diferentes, llegad a un acuerdo concreto; quizá podéis intentarlo durante un período de tiempo acotado en la habitación y, si no funciona, pasarlo a su cuarto. Los acuerdos entre vosotros serán imprescindibles para alinearos y seguir la misma trayectoria.

Quiero que sepas que no hay un tiempo idóneo para que los niños pasen a su dormitorio. No es verdad que a los seis o a los doce meses haya que cambiarlos para obtener no sé qué beneficios. Hay padres que lo hacen a los seis meses y otros que a los ocho años siguen durmiendo con sus hijos. Emocionalmente no supone ningún problema ni carencia compartir habitación y si es agradable para toda la familia, descansáis bien y sois felices, **el colecho no tiene fecha de caducidad**. Así que tampoco te presiones o te dejes presionar por sacarlo de la habitación si no es tu deseo. Lo importante es que os sintáis bien y que descanséis.

A este respecto, tampoco penséis que los niños de dos años van a pedir pasar a su cuarto de forma espontánea. Muchas veces me encuentro con familias que me dicen: «Por mí que duerma conmigo hasta que quiera pasar a su habitación». Esto es maravilloso, pero tened en cuenta que eso ocurrirá, como muy pronto, a partir de los seis años. ¿Cuándo dejan de ser lo suficientemente pequeños para no necesitar dormir con sus padres? Es algo que realmente no podemos saber; dependerá del niño, de su carácter, de su nivel de apego. Algunos estarán listos antes y otros después, pero lo que os puedo garantizar con bastante certeza es que no van a pedir espontáneamente irse a dormir a su cama con tres años, incluso aunque estén preparados. Y es que, reconozcámoslo, a casi todos nos gusta dormir acompañados.

Por último, y antes de que veamos más en detalle las opciones que podemos escoger, quiero que sepas que es muy importante ser consecuentes con nuestra decisión. No tiene ningún sentido que decidas trasladarlo a su cuarto si cuando vayas a atenderlo a las cuatro de la madrugada, vas a cogerlo y a meterlo en tu cama. Así lo único que estarás fomentando es que se despierte aún más para ver si llega ya la hora de irse a dormir a la cama que más le gusta con sus padres. Escoge el lugar que prefieras, el que más encaje con tu deseo y situación particular, pero ese lugar tendrá que ser fijo y tendrás que desplazarte para atender a tu hijo cada vez que se despierte (salvo si está en la cama contigo, obviamente).

Elige, en cualquier caso, el lugar donde te gustaría que durmiese tras haber valorado todas las opciones, pero sin tener en cuenta si duerme bien o mal. Si tu deseo es que duerma en su habitación, pero practicas lo que suele llamarse «colecho de supervivencia», entonces inicia el proceso allí. Las primeras noches serán más duras porque tendrás que levantarte más y te parecerá que duermes todavía peor, pero no tiene sentido que le enseñes a dormir en tu habitación y que luego lo lleves a la suya y tengas que volver a repetir ciertos pasos. Muchos padres me dicen frases como «Yo hago lo que sea mejor para el niño; si va a ser mejor que duerma conmigo, pues vale». O al contrario: «Me gustaría que durmiese conmigo, pero si tú me dices que es mejor que lo haga en su cuna, entonces lo hacemos así», mientras sus ojos empiezan a llenarse de lágrimas al imaginarse durmiendo sin sus hijos. Yo no tengo la clave perfecta para tu familia, pero voy a darte, como decía, ciertos datos, desde un punto de vista imparcial, para que puedas tomar tu propia decisión.

Colecho en familia

Son múltiples estudios los que hablan de los muchos y grandes beneficios que tiene dormir con los niños, particularmente con los bebés. Favorece la lactancia, la vinculación afectiva, el apego seguro, y nos permite proporcionar una atención temprana y eficaz. Como te he dicho, me considero una gran defensora del colecho: lo he practicado y lo sigo practicando. Y es que cuando la familia descansa, es un momento placentero y que favorece el sueño profundo de todos. Pero lo cierto es que no siempre funciona. Creo, además, que tiene que ser algo elegido por toda la familia, no impuesto para poder descansar algo entre despertar y despertar.

Los niños muestran una necesidad de contacto constante y sin restricciones desde muy pronto y descansan mejor si están en contacto con un adulto que si están solos; esto es una realidad. Cuando su cerebro está madurando, este soporte físico es necesario y les aporta seguridad, lo que de manera natural va haciendo que duerman cada vez más horas, que vayan reclamando menos alimento por la noche y que, finalmente, sean capaces de dormir «toda» la noche. Pero si esto no ocurre entre los seis y los nueve meses, es extraño que pase de forma natural a partir de ese momento; si ya has pasado esa barrera, seguramente necesitas realizar otro tipo de intervenciones para favorecer que el cambio ocurra.

El colecho es válido si os funciona, pero si no, puede convertirse en una verdadera pesadilla: reclamo de contacto excesivo (por ejemplo, necesidad de dormir encima del adulto toda la noche), tomas de pecho constantes, incluso cada cuarenta y cinco minutos, y todo lo que ya hemos comentado. En estas situaciones, el colecho no es la mejor opción y tenemos que encontrar otro modo que funcione para nosotros.

Si te sientes indeciso, antes de dar pasos de los que no estés seguro, puedes probar otras opciones intermedias: mantener un colecho con espacios separados (cuna de colecho adosada), poner un límite físico entre su espacio y el tuyo (a veces funciona con alguna almohada o pequeño resalto), si dormimos con la pareja, hacer que el padre o la madre no lactante duerman en el medio para alejar un poco el estímulo olfativo, etc. Buscad, en definitiva, soluciones intermedias que os puedan ser útiles antes de tomar la decisión de sacarlo de la habitación si no es vuestro deseo.

Vamos a seguir desgranando las posibles circunstancias en las que el colecho no es la mejor opción; quizá esto te aporte más información para poder decidir.

Niños más sensibles que se estimulan mucho con la presencia, olor, ruido, movimiento de los padres. Me he encontrado incluso con niños que empiezan a dormir perfectamente al salir su madre de la habitación, por ejemplo, durante un viaje o enfermedad (o algo más planificado como un destete nocturno). Recuerdo una familia que acudió a mí con verdadera preocupación porque la madre, que era enfermera, se incorporaba al trabajo en pocos días y tenía que realizar turnos de noche. Estaban completamente sobrepasados al pensar que su hijo no dormiría en toda la noche porque su madre no estaba. Lejos de lo que ellos pensaban, la primera noche que pasaron el padre y el niño solos fue bastante aceptable, y en cuestión de días, el padre y el niño dormían perfectamente toda la noche cuando la madre tenía guardia nocturna. Sin embargo, cuando la madre estaba en casa, volvían los despertares. Por un lado, descubrieron la gran capacidad de adaptación que tienen los niños para comportarse de forma diferente en espacios diferentes o con personas diferentes. Por otro, descubrieron la importancia de abordar también las noches en las que mamá dormía en casa para que fueran igual de reparadoras. Y es que hay niños realmente sensibles a este tipo de estímulos.

En ocasiones se soluciona dejándolo en su cuna, un poco distanciados de la cama, pero a veces ni así. Si algo similar ocurre, que no es lo más común, podéis decidir o bien colechar por separado, es decir, que duerma con la persona que no es su madre lactante, o bien que sea el bebé o niño el que salga de la habitación. La solución que os parezca más aceptable será la mejor para vosotros.

Si **uno de los padres no está de acuerdo** o tenéis ideas diferentes sobre cuál es el momento en el que debería dormir en su habitación, es importante que reviséis a fondo el siguiente capítulo, pongáis el debate sobre la mesa y veáis cómo podéis llegar a un acuerdo. A veces uno de los padres tiene clarísimo que quiere seguir durmiendo con su hijo y el otro necesita recuperar un espacio íntimo solo para los adultos. Te contaba antes lo importante que es estar alineados, es un punto más de persistencia en el proceso, así que llegad a un acuerdo e id probando las soluciones que plantea uno u otro para ver cuál funciona mejor.

Lamentablemente, cuando **ya se han instalado los problemas de sueño** y ya habéis probado si el colecho es la solución, entonces no suele ser el mejor método. Pero no es necesario sacar al niño de la habitación si para vosotros esto no es lo deseable; podéis probar simplemente a separar un poco la cuna y ver cómo responde. Vamos a explicarlo.

Dormir en la misma habitación, pero en espacios diferentes

Suele ser una fórmula intermedia, aceptable para muchas familias. En este caso, seguimos compartiendo habitación, pero instalamos una cuna un poco separada de la cama o una camita a otra altura para los niños más mayores. Así nos sentimos un poco más cerca que si estuviéramos en lugares totalmente diferentes.

Compartir espacio permite también atender las necesidades prontamente y es, como te digo, mejor en el plano emocional para muchos. Funciona bastante bien con madres y padres que sienten ansiedad si no tienen a sus hijos cerca para comprobar en todo momento que están bien. De este modo, compartimos habitación, tenemos una alta disponibilidad física y emocional y a la vez tenemos el espacio de descanso delimitado, lo que a veces ayuda en los dos sentidos: limita la necesidad propia del adulto de atender urgentemente la demanda de su hijo y favorece poco a poco un sueño más autónomo del niño.

Si optáis por esta fórmula, es preferible que coloquéis la cuna en un lugar de la habitación que os obligue a levantaros, dentro de las posibilidades del espacio, claro. Así evitaréis dormir con la mano dentro de la cuna o acciones de este tipo, que serían, al final, lo mismo que colechar. Otras veces no será necesario hacer la separación, y establecer alturas diferentes para las camas será suficiente. El caso es delimitar muy bien los espacios de cada uno.

A veces, compartir habitación funciona incluso mejor que el colecho, pero en otras ocasiones, nuevamente si estamos ante un niño con alta sensibilidad, puede suponer que los despertares ocurran igual o que se reduzcan un poco, pero no lo suficiente como para considerar que es el método idóneo para nosotros. Aunque ya he comentado varias veces que no podemos tomar ninguna de las soluciones de forma aislada y que tendremos que valorarlo todo en conjunto. Separarlos solo de la cama no va a ser una solución mágica, por supuesto, y quizá, si no estás teniendo en cuenta el resto de los factores, des pasos de más y lo saques del cuarto o lo pongas en su cuna sin ser estrictamente necesario.

Finalmente, aunque el niño no se despierte, para muchas

familias el ruido normal que hacen los bebés y niños por la noche (que se mueven y hacen mucho ruido durmiendo) supone estar en un estado de alerta esperando a ver si se despierta o no, por lo que no descansan nada entre los despertares reales y los «a ver si se despierta». Muchas familias acuden a mí porque creen que su hijo no descansa, me relatan que se pasa la noche de un lado a otro, dando vueltas, haciendo todo tipo de ruidos, y ellos tienen la sensación de que no duerme en absoluto; incluso piensan que puede estar padeciendo algún tipo de sonambulismo. Pero hasta los niños que duermen profundamente toda la noche pueden ser tremendamente movidos sin que esto suponga en absoluto que se estén despertando o que tengan ningún tipo de trastorno.

Lo último que quisiera que tuvieras en cuenta si estás pensando que este puede ser vuestro sistema preferido es que la cercanía suele favorecer que acaben de nuevo en nuestra cama. Cuando los despertares se vuelven constantes y estamos tan cansados que no queremos levantarnos ni una sola vez más, cuando la extenuación aparece y todo está tan próximo y al alcance, puede que en alguno de los desvelos te vengas abajo y acabes por meter al niño en vuestra cama sin haberlo planificado en absoluto.

Dormir en habitaciones separadas

Descansar cada uno en su habitación elimina ciertos estímulos cuando los despertares están muy relacionados con el apego. Explicaba unos párrafos atrás que, a veces, puede ser necesario que la madre lactante y el niño duerman en espacios diferentes para que ambos puedan descansar, así que exploremos también esta solución para ver qué beneficios tiene.

Yo no te recomiendo que saques al niño de forma temprana del dormitorio. Creo que, salvo que sea tu deseo, se pueden probar primero las opciones anteriores e ir descartándolas o adaptando la situación. Quizá te preguntarás a qué me refiero con «de forma temprana» porque quieres saber en qué punto estáis. No sabría decirte un momento idóneo; ya comenté que depende indudablemente de cada niño, pero si las cosas no van mal, a mí me parece que al menos hasta el año van a estar siempre mejor atendidos en el dormitorio de los padres, aunque no es obligatorio que duerman allí, por supuesto. Todo depende de cómo de sensible sea el niño, como estamos viendo en este capítulo.

Y es que esta es, sin duda, la elección que elimina por completo los despertares que provocamos al hacer ruido, movernos, roncar, etc., así que si al leerme empiezas a valorar que puede que tengas cierta culpa, esto será algo muy a tener en cuenta. Normalmente nos preguntamos por qué no duerme y no nos paramos a pensar en cuáles de esos despertares están provocados directamente por nosotros. La prueba definitiva será observar si tu hijo es de los muchos niños que se despiertan cuando entras o sales de la habitación. Si esto pasa, es una opción bastante acertada para ver si mejoran sus despertares al dormir solo.

Por otro lado, cuando tenemos un niño que todavía tiene muchos despertares, dormir en espacios separados suele favorecer, con frecuencia, que acabemos cambiando de lugar a mitad de la noche y nos quedemos durmiendo con ellos o trayéndolos a nuestra cama. Es un caso parecido al de dormir en su cuna pero separados. Y es que después de cierta hora, ves que el momento de que suene tu despertador y levantarte se acerca estrepitosamente y buscas la forma de poder descansar un poco, sea como sea. Ya sabes que esto no es lo que buscamos.

Valora siempre, por último, cuál es tu nivel de tolerancia a dormir sin tu hijo, porque si vas a pasarte la noche sin dormir igualmente, pensando en si tu hijo está bien, levantándote a cada rato para comprobarlo, para arroparlo (lo que puede que ocasione igualmente estímulos y despertares), esta opción, sin duda, no es para tu familia.

Juntos o separados, cada proceso tendrá su lugar

Escoger el sitio donde vais a dormir es una decisión importante. Seguro que no te habías parado a pensar en todas las posibles implicaciones, pero lo bueno es que puedes ser totalmente creativo. No hay fórmulas únicas; si, por ejemplo, que madre e hijo duerman juntos no es una opción porque se despierta más, ¿por qué no dormir con papá?

Puedes probar lo que necesites, y si no funciona, sigue probando. Valora tu carácter: ¿cómo te vas a sentir si duerme en su cuarto?, ¿cómo te sientes por no compartir cama? o ¿qué beneficios tendría para ti dormir en la misma cama?

Piensa también en el carácter de tu hijo: ¿es muy sensible?, ¿duerme profundamente?, ¿crees que tus ronquidos le pueden molestar?, cuando está en contacto, ¿se reducen o desaparecen los despertares?

Todas estas respuestas te irán acercando a la fórmula que funcionará para vosotros. Pregúntate todas las cuestiones que necesites para encontrar tu camino, y si sientes que no es el camino correcto, regresa y busca otro.

Y ahora... ¿En la cama o en la cuna?

Ya hemos decidido el lugar, vamos a ver también qué es mejor: si ponerle una camita o una cuna y, en el caso de esta última, si una tradicional o una de colecho.

Empecemos por la cuna. Si has decidido que vais a dormir en la misma cama, una cuna de colecho puede ser una muy buena idea para ampliar la superficie a la hora de descansar. A veces, poner un pequeño resalto o separador entre la cama y la cuna es suficiente para poder seguir durmiendo juntos; solo es necesario tener el espacio un poco limitado. Si crees que el problema es la falta de espacio, pero vais a colechar, también puede funcionar adosar otra cama más pequeña a la primera. Desde luego, no es lo mismo dormir todos en una cama de 135 cm que en una de dos metros. Si buscas inspiración en internet, verás las maravillosas soluciones de colecho que circulan por la red.

Si tienes claro, por contra, que dormir tan juntos en vuestro caso no es beneficioso, tendrás que optar por una cuna tradicional, de las que puedan cerrarse. Valora en este caso cómo se mueve tu hijo de noche, ya que, a veces, los niños especialmente inquietos pueden hacerse daño con los barrotes, lo que ocasiona nuevos despertares por incomodidad o directamente porque se han hecho daño. Existen protectores de cuna en el mercado que te ayudarán con esto; o puedes hacer bricolaje y colocar barreras en una cama infantil para que tenga más espacio.

La altura del colchón también es importante. Si lo ponemos muy arriba, podemos facilitar que se salga con demasiada comodidad e incluso llevarnos algún susto si se pega un trastazo en mitad de la madrugada. Por otro lado, si está muy abajo, como ocurre con las cunas de viaje, tendremos que meter todo nuestro cuerpo dentro para poder cogerlo y no será cómodo ni útil. Una altura media, que permita que si te sientas a su lado en una silla, tu cadera quede cerca del colchón, suele ser, en casi todos los casos, una altura idónea.

Si crees que la cuna se le queda pequeña, puedes probar con el colchón adosado o con su propio colchón o camita. En este sentido, como norma general, desaconsejo utilizar camas antes de los dos años o incluso más. Si hacemos el cambio demasiado pronto, puede que todavía tengan problemas para entender ciertos límites, como permanecer en el colchón para dormir, y se bajen y vayan a tu cama. O peor aún, pululen por su habitación y tengan algún accidente de noche. Contar con el momento evolutivo es siempre importantísimo: hasta que no entienda perfectamente que tiene que quedarse en su cama durante la noche no será el momento de realizar la transición, y este hito será diferente en cada niño. Que tengan su propia cama favorece el movimiento y la estimulación; por no hablar de que si acaba de descubrir el gateo o ha empezado a andar, querrá practicar esas habilidades a todas horas del día y de la noche.

Sin embargo, ocurre en algunas situaciones, bien porque tenemos niños o bebés en percentiles altos, bien por el movimiento que hacen al dormir, que la cuna se transforma en un lugar donde el niño no duerme a gusto, se golpea constantemente, se topa con los barrotes, etc. Como hemos dicho, solo en esos casos podríamos adelantar el paso a la cama sabiendo que, quizá, el proceso será un poco más complicado y habiendo intentado antes otras opciones como la del bricolaje que te proponía.

Preparando el ambiente

Tanto si vais a dormir juntos como si quieres que duerma en su habitación, necesitáis tener un espacio tranquilo que favorezca el descanso. La habitación donde duerme tiene que ser un lugar de paz, donde no haya demasiados objetos o muñecos que puedan distraerlo. Un lugar ordenado y en calma que lo ayude a iniciar la transición hacia el descanso en cada siesta y a la hora de acostarnos por la noche. Hay tres factores especialmente importantes que vas a tener que revisar: la luz, el ruido y la temperatura.

Durante todo el proceso de aprendizaje tenemos que facilitarle el camino al máximo; por eso, aunque la mejor opción será siempre buscar la mayor flexibilidad posible a la hora de dormir (que se puedan dormir con varias personas, que lo puedan hacer en el carrito si estamos de paseo, en mitad de una comida familiar ruidosa y hasta con la televisión puesta de fondo), en este momento queremos eliminar todos los posibles elementos que impidan que se concentre solo en conciliar el sueño.

La luz. Especialmente en las siestas y en los despertares tempranos, es un factor bastante perturbador. La oscuridad total favorece el descanso, es la señal que indica al cerebro que es hora de dormir. Por eso, en primer lugar, deberías revisar cómo de oscura es la habitación donde el niño va a descansar. Quizá necesites arreglar las persianas, tapar el hueco de la puerta o instalar unas cortinas nuevas. Necesitamos que la habitación pueda estar en absoluta penumbra. Cuando la situación esté bajo control, tu hijo esté durmiendo bien sus siestas y por las noches, podrás probar ciertos estímulos luminosos suaves.

El ruido. Con esto nos puede ayudar, como hemos dicho previamente, utilizar algún dispositivo de sonido orgánico que emule ruidos blancos o rosas. Aunque lo ideal es que haya silencio, esto no siempre dependerá de nosotros. Por tu parte: pon la televisión al mínimo cuando vayáis a la rutina de sueño, deja a las mascotas alimentadas y tranquilas para que no reclamen nada en ese momento, elimina cualquier estímulo sonoro que pueda perturbar la concentración hacia el sueño que buscamos y asegúrate de desconectar los teléfonos y hasta el telefonillo. Está comprobado que la hora preferida para que te llamen para venderte algo que no has pedido o para que el cartero o el mensajero decidan traerte ese paquete que estás esperando es exactamente la hora en la que acabas de conseguir dormir a tu hijo.

Después, cuando los niños han entrado en su sueño profundo, es mucho más difícil que se despierten, pero el momento de dormir y los primeros quince o veinte minutos son críticos para no empezar la noche torcida. Si en esos momentos iniciales se despiertan por algún ruido, será más complicado volver a dormirlos; y si estamos en mitad de una siesta, puede suponer directamente tener que dar por perdido el intento.

La temperatura. Tanto la temperatura de la habitación, que debe ser agradable (ni frío ni calor, tanto en verano como en invierno), como la ropa que le ponemos al bebé o niño serán muy importantes para que no se despierte sudando y sediento o, por el contrario, porque sienta frío. Y además, planificar bien este punto hará que no tengas que estar toda la noche en vilo pensando en arropar a tu hijo o en si estará cómodo y confortable. Tienes que encontrar un sistema para arroparlo que no implique estar toda la noche haciendo comprobaciones. En invierno, puedes utilizar un saco si es bebé o un sobrepijama si es más mayor. Yo suelo preferir las opciones que tienen piernas a las que están cerradas por abajo porque la ausencia de movilidad también les hace dormir más incómodos. En verano, opta por alguna fuente de aire que no le dé directamente, pero que mantenga la habitación lo suficientemente fresca como para que descanse bien. Los ventiladores de techo son buenas opciones, y el ruido que hacen además les puede ayudar a dormir mejor. En cuanto a la ropa, usar pijamas o bodis de algodón transpirable y ponerle el menor número de capas posibles suelen ser apuestas bastante seguras.

Para terminar, y como algo adicional, **ciertas esencias** pueden favorecer también el descanso. Si te resulta agradable, puedes utilizar algunas de estas sustancias para estimular el olfato con este fin. Dejar a su alcance prendas de ropa que hayas usado y que estén impregnadas con tu olor será tremendamente relajante para ellos. El olfato es un sentido que solemos dejar más de lado, pero para los niños, especialmente para los bebés, es muy importante, y encontrar olores que les hagan sentir bien puede ayudarlos en el proceso.

Durmiendo con los hermanos

Son muchas las familias que tienen varios hijos, incluso gemelos o mellizos, y que desean, bien por espacio, bien por elección, que compartan dormitorio. Vamos a ver ahora las particularidades de los procesos de aprendizaje del sueño en relación a compartir habitación con sus hermanos.

Lo primero que tenemos que valorar es en qué situación está cada hijo. Incluso aunque tengamos dos niños de la misma edad que duermen fatal, si analizamos la situación más a fondo, nos encontraremos, casi seguro, particularidades y circunstancias diferentes en cada uno de ellos que tendrán que tratarse desde la individualidad correspondiente. Quizá uno se despierta más que el otro, necesita más contacto o se desvela con facilidad. Siempre suele haber uno que es más «fácil» que el otro para dormir. O incluso puede que sus problemas para dormir sean totalmente diferentes.

Esto se hace más notable aún cuando hablamos de hermanos que están en etapas del desarrollo diferentes. Puede que nos encontremos con un niño más mayor, con pesadillas o dificultad para conciliar el sueño a primera hora, y con otro que se despierta mucho durante la noche para reclamar el pecho de su madre. Tendremos entonces que atender las particularidades de cada caso con los recursos independientes que hagan falta. Siendo como son seres individuales con situaciones diferentes, tendremos que pensar en qué necesidades y qué posibles soluciones necesita cada uno de ellos.

Si tus hijos duermen los dos mal, realiza todos los pasos que hemos estado viendo hasta ahora de manera totalmente diferenciada. Tenemos que abordarlos por separado. Si es posible, intenta trabajar con ellos por turnos; es decir, si tienes un bebé que se despierta ocho veces de noche y un niño de tres años que tarda hora y media en dormirse, pero que luego apenas se despierta, yo empezaría por solucionar el problema más acuciante y me encargaría después del hermano mayor.

Hemos visto recientemente cuál es el mejor lugar para dormir. Si tu deseo es que duerman juntos, pero por la naturaleza de sus problemas no es posible, puedes iniciar una transición en la que estén separados durante un tiempo y volver a juntarlos cuando ambos estén descansando bien. Esto es algo que se aplica con gemelos o mellizos mientras están aprendiendo a dormir de noche para evitar que se despierten el uno al otro. También cuando deseamos que duerma con algún hermano mayor que ya duerme bien, pero queremos evitar que lo despierte o le ocasione molestias.

Igualmente, tendrás que valorar la sensibilidad de cada uno porque, aunque tu deseo sea que compartan habitación, si los movimientos o ruidos naturales de uno despiertan al otro, será preferible que duerman en habitaciones separadas (o cada uno con un padre, ya hemos dicho que las fórmulas son todas válidas si funcionan) a que estén interrumpiéndose el sueño el uno al otro durante toda la noche y tú levantándote cada vez que uno de los dos se desvela.

Una vez el sueño está establecido, por norma general, compartir habitación es un buen recurso y suele resultar en un sueño más profundo y reparador para ambos, igual que cuando los adultos compartimos habitación con nuestros hijos (que duermen bien) o dormimos con otros adultos.

Escoge el mejor lugar para tu familia

Como ves, hay muchas fórmulas que puedes probar hasta encontrar la que se ajuste a vosotros, la que os funcione mejor. Sobre todo, la que veas que os aporta un mayor equilibrio físico y emocional. Piensa de qué forma cada miembro de la familia descansará mejor y aborda el proceso —esto es lo más importante— desde donde imagines que te gustaría dormir cuando todo vaya bien. ¡Ya estás un poco más cerca de conseguirlo!

Para terminar este capítulo, anota a continuación el lugar y la forma en la que vais a dormir a partir de ahora:

....

....

....

....

....

....

....

....

....

....

7

¿Qué más tengo que revisar?
Otros factores que afectan al sueño

Llegamos al último capítulo de la planificación básica. Lo dejo para el final porque no requiere de una intervención directa como los pasos anteriores, pero realmente tendría que ser el primer punto de todos, ya que son factores en los que no podemos trabajar desde el comportamiento, sino que requerirán una intervención externa, incluso de tipo médico.

En las siguientes páginas vamos a revisar qué otros factores pueden estar afectando al bienestar de tu hijo e impidiendo que tenga un sueño reparador. Es más, algunas de las circunstancias que hemos descrito en capítulos anteriores, y es lo más común, aparecen por repetición de ciertos comportamientos, pero en otros casos, como veremos ahora, pueden ser consecuencia directa de algún tipo de dolencia que los esté llevando a comportarse así. Por ejemplo, si el niño siente dolor cuando lo colocas en determinada postura y se queja insistentemente, tú aprenderás que en la cuna no se duerme y desarrollaréis la muletilla de dormirlo en brazos. Sin embargo, si hubieses abordado ese dolor que sentía, no habrías llegado hasta ahí. Desde luego, tendremos que solucionar la causa del dolor si queremos avanzar.

Otro caso. La necesidad de succión en niños que padecen reflujo gastroesofágico es bastante superior a la de otros niños, ya que la succión y deglución les calma, aunque a la vez, al poco tiempo, les vuelve a ocasionar dolor y, en consecuencia, buscan succionar de nuevo para poder calmarse. Es un ciclo sin fin que solo puede solucionarse atacando el problema principal: eliminar el dolor y el malestar provocados por la patología. Solo con esto arreglado, podremos saber cuál es el problema real y abordarlo desde el punto de vista del aprendizaje. No obstante, no te recomiendo que practiques el autodiagnóstico, por supuesto. Si cualquiera de las situaciones que vamos a ver te resulta familiar, acude al profesional sanitario de referencia antes de empezar ningún cambio. Por supuesto, si tu hijo padece alguna enfermedad grave, necesitarás el permiso del médico que esté realizando el seguimiento de su patología.

Por otro lado, necesitamos entender las situaciones de desarrollo propias de nuestro hijo para poder dar una respuesta personalizada, ya que el sueño no será igual en un bebé prematuro que en uno que ha nacido a término o en uno que tiene alguna patología que no afecta directamente al sueño, pero que ha ocasionado que nuestro comportamiento sea diferente.

Por no hablar, lo mencionaba brevemente unas líneas atrás, de lo importante que es que estén completamente alineadas todas las personas que, de un modo u otro, van a intervenir en la crianza de nuestros hijos. En este capítulo, vamos a desarrollar en profundidad este tema que hemos planteado en párrafos anteriores para que comprendas la complejidad del aprendizaje y todos los factores externos que tendrás que tener también bajo control.

Vamos, por tanto, a tratar de revelar algunas de las situaciones físicas o emocionales que pueden estar afectando al descanso de toda la familia.

Las emociones propias, el momento, el lugar

Si pudieras volver al momento en el que vuestros problemas de sueño empezaron, ¿qué cambiarías? Puede que tu respuesta sea: «¿Qué momento? Siempre fue así» o quizá «Pues fue a los cuatro meses, ahora ya sé que fue porque adquirió sus nuevas fases del sueño y le correspondía despertarse más». Pero si no te identificas con ninguna de las respuestas anteriores, si ocurrió en un momento indeterminado, sin razón aparente, párate a pensarlo de nuevo: ¿qué pudo pasar?

El ejercicio que te propongo es complejo. Probablemente, la mala memoria, típica de padres agotados, te impide realizar este nexo. Voy a enumerar algunas circunstancias para ver si alguna pudo afectaros a ti o a tu hijo: incorporación al trabajo, problemas con tu pareja, enfermedad de un familiar, mudanza, viaje, ausencia laboral, situación estresante de cualquier índole, inicio de la escuela infantil, embarazo o nacimiento de un hermano, muerte de algún familiar, etc.

¿Ocurrió algo así en las semanas previas a que aparecieran los problemas? No se trata de llegar a la raíz del problema como si fueras un psicólogo para descubrir por qué estáis donde estáis. Sobre todo porque no nos va a servir para avanzar y porque a mí lo que me interesa por encima de todo es el presente. Pero sí necesito que reflexiones brevemente, especialmente si has respondido de forma afirmativa, y te plantees lo siguiente: **¿esa situación está completamente resuelta?** Esto es lo más relevante. Hemos mencionado, en capítulos anteriores, la importancia de buscar el momento idóneo, de estar tranquilos, de no tener grandes planes en las próximas semanas tras el inicio de los cambios... Todo esto afecta indudablemente al plano emocional, no solo al logístico. Por tanto, quiero que pienses, no solo si es el momento idóneo, sino si tú y las demás personas implicadas os sentís bien, fuertes, emocionalmente estables.

En caso de que no sepas identificar qué pasó cuando todo empezó, revisa de nuevo la lista igualmente. ¿Se está dando alguna de esas situaciones personales en el momento actual? ¿Quizá las discusiones en casa son más comunes últimamente? ¿Tienes una carga importante de trabajo? ¿Uno de vosotros tiene que salir de viaje próximamente por un período más o menos largo?

En un planteamiento u otro, ya hablemos de pasado, presente o futuro, la respuesta será la misma: tienes que solucionar primero cualquier circunstancia emocional que vaya a afectar al trabajo que estás a punto de empezar. Para que sigas reflexionando sobre estos posibles episodios «ajenos» al sueño, te voy a relatar algunas de las situaciones que sé, por experiencia, que tienen más relación y más pueden dar al traste con cualquier proceso que te plantees iniciar.

La pareja

Si sois una pareja de crianza, ya lo sabes tú, cada día os enfrentáis al reto más duro que hayáis tenido que vivir como equipo: cuidar y educar a vuestros hijos juntos, aprender a poneros de acuerdo, a ceder como nunca antes lo habíais hecho. Y esto requiere de un esfuerzo extra en vuestra relación. Algo que no podéis perder nunca de vista es que vuestro hijo está aquí por el amor que os tenéis el uno al otro y que es, sin ninguna duda, la máxima expresión de lo que sois capaces de conseguir juntos y de lo mucho que os queréis.

Cuando pasamos de ser pareja a ser padres, requerimos de dosis extra de paciencia, amor, empatía, respeto para con el otro y, por supuesto, también para con nuestros hijos. Cuidarnos ahora es más importante que nunca. Por tanto, antes de plantear ningún cambio, sentaos y hablad: ¿qué esperáis cada uno de todo esto?, ¿qué estáis dispuestos a cambiar cada uno y cómo lo vais a conseguir?, ¿cómo pensáis que os pueden afectar los cambios que vais a iniciar?, ¿qué soluciones podéis pactar para cuando alguno flaquee? Establecer entre vosotros unas normas claras antes de empezar nada es la máxima prioridad. ¿Estáis los dos dispuestos a participar del cambio? En caso negativo, bien porque uno no esté de acuerdo, bien porque no sea posible, ¿cómo os podéis organizar entonces? ¿La persona que no participe va a respetar al cien por cien las decisiones de la persona que se va a encargar? Se avecinan días de muchas emociones, así que, por último, preguntaos: ¿estáis realmente preparados?

La respuesta a cada una de estas preguntas os hará ir entendiendo mejor cuál es vuestra posición y cómo de fuerte está vuestro equipo ahora mismo. Hablad desde la profunda sinceridad, procurando siempre no herir, por supuesto, pero expresando todo lo que necesitéis y penséis que es importante para que esto salga bien de verdad: «creo que no te implicas lo suficiente y no quiero que te rindas a medio camino», «creo que no me dejas tomar decisiones importantes y siento que siempre se hace todo como tú quieres», «necesito que me apoyes», «quiero sentir que confías en mí». Compartid también todas las reflexiones sobre vosotros mismos que penséis que son relevantes para el compañero: «siento inseguridad, no sé si soy capaz», «me da miedo, no quiero pasarlo mal», «me cuesta no intervenir, siento que pierdo el control cuando no soy yo quien realiza las acciones».

Durante este ejercicio, apuntad todo lo que se os ocurra; va a ser algo a lo que volver cuando lo necesitéis. Y si sentís que solos no podéis llegar a las conclusiones necesarias, entonces buscad ayuda, reforzad vuestra pareja antes de emprender nada. Sentir que sois un conjunto sólido y unido por un objetivo común hará que estéis listos para afrontar con éxito el reto.

La familia

La familia «anterior» juega un papel muy importante en la crianza de los hijos. Son parte fundamental, incluso de nuestro rol como padres, ya que todos somos fruto de nuestro propio aprendizaje como hijos. El vínculo que nos une con nuestra familia es esencial y debe ser saludable también. Este es otro gran tema que tratar en vuestras conversaciones como pareja: ¿hay algo que necesitéis compartir sobre los familiares que van a intervenir?

Y es que cuando nos encontramos con que nuestra familia forma parte activa de la crianza de nuestros hijos, cuando son cuidadores habituales, han de ser conocedores y, sobre todo, cómplices obligatorios de cualquier cambio que vayamos a emprender. Porque solo con acuerdo y con el compromiso de todas las partes conseguiremos avanzar. Por tanto, si sientes que puede haber fricción en algún momento, repite todas las preguntas que hemos mencionado en la preparación de la pareja y siéntate a hablar con sinceridad con cada miembro que vaya a estar implicado.

Los abuelos/tíos/amigos que cuidan de nuestros hijos suelen ser en muchos casos los responsables de su sueño diurno, o de parte de él; por eso es crucial que sepan cómo actuar y que les hagamos saber lo importantes que son. Tendréis que estar alineados, tendréis que comunicaros unos a otros información práctica sobre sus cuotas de sueño, sus ventanas, el éxito en la retirada de muletillas, etc. Por tanto, muchas veces será necesario que les pidáis grandes esfuerzos. Y no solo a los familiares que están con ellos, sino también, por ejemplo, a los que vengan a ver a vuestros hijos; tendréis que fijar horas de visita que respeten los horarios pactados de siesta o el tiempo de descanso del final del día, porque de la misma forma que no queremos utilizar juguetes musicales a las siete de la tarde, tampoco será momento de recibir a los familiares que vienen con ganas de achuchar y jugar con los nietos o sobrinos. Son parte del trabajo y les necesitamos de nuestro lado.

El entorno educativo

La escuela infantil es el lugar donde realizan normalmente, al menos, una de sus siestas, por lo que deberás tenerla obligatoriamente en cuenta cuando diseñes los horarios. Y si las necesidades que detectas están muy lejos de la situación que se da a esas horas en la escuela, será buena idea intentar acordar con los educadores la forma de mejorarlo. Por norma general, son bastante comprensivos y colaboradores, y si sus recursos y estructuras internas lo permiten, seguro que pondrán todo de su parte para ayudarte. Asegúrate de que conocen tu situación, hazles partícipes y colaborad juntos en la medida de lo posible.

Tanto en el entorno educativo como en el familiar, la consistencia es de vital importancia, así que pregúntate: ¿cómo son las siestas con ellos?, ¿qué hacen sus cuidadores para favorecer el sueño?, ¿cómo actúan cuando se despierta y ha dormido menos de cuarenta y cinco minutos?, ¿están favoreciendo algún hábito negativo?, ¿hacen algo que tú estás intentando eliminar?, ¿respetan los horarios? Solo cuando tengas la certeza de que todas las respuestas son las deseables, sabrás que puedes avanzar sin estar enviando señales confusas al niño y, en consecuencia, generándole malestar. Si sospechas que algo no es como debería, vuelve a hablar y hazles saber que la única víctima de la confusión que creáis entre unos y otros es el niño; seguro que así lo entienden mejor y deciden colaborar. Y si, por la razón que sea, no podemos contar con su colaboración, que alguna vez también lo he visto, entonces solo quedará valorar la situación e incluso pensar si podrías organizarte de otra manera durante un tiempo (por ejemplo, contratando a una persona que se encargue de su cuidado y que sí esté dispuesta a colaborar). No obstante, estos son casos aislados y casi todos los familiares y educadores suelen estar totalmente por la labor de hacer todo lo que esté en sus manos para ayudarnos.

Tú mismo

Y este es el momento de ser honestos con nosotros mismos, analizar las circunstancias que creemos que nos han podido traer hasta aquí y, sobre todo, si vamos a ser capaces de superarlas. Si concluimos que hemos llegado aquí, por ejemplo, por una necesidad propia de atención muy temprana y urgente, debemos resolver esto antes con nosotros mismos, aprender a ser más pacientes y a no tener esa sensación constante de que si no estamos disponibles al ciento veinte por cien, es como si no lo estuviéramos en absoluto.

Hay situaciones que desencadenan en las personas este tipo de atención: personas que se han sometido a procesos largos de fertilidad, que han tenido que afrontar enfermedades graves de los hijos, pérdidas prenatales, abortos de continuidad, prematuridad, intervención sanitaria tras el nacimiento, etc. Esta sensación de miedo ante la pérdida hace que nuestra necesidad de aportar bienestar inmediato y sin condiciones sea mayor. A los niños hay que atenderlos siempre y con la mayor brevedad posible, por supuesto, pero si observamos que tenemos cierta tendencia a sentir malestar cuando no podemos hacerlo al instante (por ejemplo, si estamos realizando otra actividad, si nos estamos duchando o si estamos terminando alguna tarea), estaremos fomentando la impaciencia en ellos y esto desembocará en una necesidad todavía mayor de atención constante.

En ese caso, trabajar la paciencia en ambos sentidos será muy provechoso para ir mejorando la tolerancia de padres e hijos. Por tu parte, analiza por qué te sientes de este modo e intenta solucionar, incluso con apoyo psicológico si es necesario, esa inquietud que te hace sentir mal cuando no estás disponible de inmediato. En el caso de tu hijo, ve cultivando, también poco a poco, la independencia, la espera, la tolerancia a la frustración. Será beneficioso para ambos.

Para terminar con este apartado, si tú o tu pareja sentís ansiedad, miedo, estrés, etc., si hay emociones negativas en vosotros que ocupan vuestra cabeza la mayor parte del día, será necesario realizar este trabajo personal previo para poder afrontar los cambios siendo la mejor versión de vosotros mismos que sea posible. Hazte esta pregunta: **¿hay algo que creas que hay que mejorar en vosotros o en vuestro entorno antes de empezar?** Pues empecemos por ahí.

Decidiendo el momento idóneo

Como acabamos de ver, preparar el entorno es de una gran importancia. Hablar con la familia, con la escuela infantil, arreglar tanto en la pareja como en uno mismo cualquier carencia emocional que pueda existir. Tener una situación lo más estable posible hará que todo os resulte más fácil. Hemos hablado brevemente de la importancia de escoger el mejor momento e imagino que, a medida que avanzas en la lectura, te vas dando cuenta de todo lo que esta afirmación puede significar. Vamos a seguir ahondando en esto para que puedas escoger la fecha idónea para vosotros.

A veces me encuentro con familias que me dicen: «Es que dentro de un par de meses nace su hermano y no podemos seguir así» o «Me acabo de incorporar al trabajo y no puedo ir sin dormir». En mis asesorías pongo ciertos límites que considero que afectan directamente al bienestar emocional del bebé o niño. Por tanto, desaconsejo empezar cualquier proceso si nos vemos inmersos en este tipo de situaciones o si se van a dar en muy poco tiempo: mudanzas, embarazos a término, incorporación a la escuela infantil y, en general, cualquier proceso que vaya a aportar a nuestro hijo, o a nosotros, un estrés emocional adicional.

Quizá una mudanza, una habitación nueva o el inicio de una vida en otro lugar te parezcan un momento de ruptura idóneo y suficientemente importante como para decir «Hasta aquí. Vamos a empezar de cero y a descansar de una vez». O quizá creas que como ahora ha empezado a ir a la escuela infantil y por fin habéis implantado una estructura de horarios más clara, obligados por las rutinas, sea el momento ideal para rematar la faena en casa también. Pero no. Estas son, sin duda, las peores situaciones posibles para introducir más cambios. Si hay algo importante a tener en cuenta para escoger el día en el que empezar, es tener la certeza de que será un momento en que **la estabilidad emocional del niño, y la tuya, será la máxima posible.**

Por ejemplo, tras una mudanza, nos encontramos con demasiados elementos desestabilizadores como para plantear un cambio de esta envergadura. Tendrá que familiarizarse con la casa nueva en primer lugar, con su habitación si la va a usar. Los espacios conocidos aportan seguridad, los desconocidos, todo lo contrario. Si nos pasa a nosotros, ¿qué no sentirán ellos? ¿Sabías que el proceso de realizar un traslado se encuentra entre las situaciones que más estrés provocan? Pues imagínate lo que supondrá para ellos. Así que este tipo de rupturas no serán, en ningún caso, un punto de partida bueno. Y es que los niños incluso se desestabilizan profundamente cuando cambiamos nuestra residencia habitual porque nos vamos de vacaciones.

Y hablando de las vacaciones, profundicemos en esto. Puede que pienses que si vas a dormir peor unos días, coger un permiso te puede ayudar a llevarlo mejor, y razón no te falta; pero los días de descanso has de dedicarlos a los cambios, no a viajar. Hay que evitar cualquier circunstancia externa que pueda complicarnos, y trasladarnos a nuestra segunda residencia, a un hotel o a casa de unos familiares será un elemento negativo sin duda. Cuando vayas a empezar, elige el momento lo más aburrido posible durante varias semanas. Intenta también evitar grandes eventos sociales y, si es posible, cuadra todos los horarios, sobre todo durante los primeros días. Cuanto más monótono sea todo, más sencillo te resultará ir incorporando los nuevos hábitos. Te aseguro que el esfuerzo merece la pena.

Como decía unos capítulos atrás, no se trata de dejar de ver a la familia, a los amigos, de no salir de casa, pero tampoco podemos plantearnos hacer los cambios profundos en Nochevieja, cuando vamos a dormir fuera, a reunirnos con toda la familia, a hacer ruido y a acostarnos de madrugada.

Mencionaba antes también, por ejemplo, los embarazos. Si en este momento estás ya esperando otro hijo, o estás planeándolo, intenta mejorar cuanto antes vuestros hábitos de descanso. Seguro que puedes visualizar lo que puede suponer no dormir porque tienes un recién nacido y que cuando consigas cerrar el ojo, se despierte tu hijo mayor para reclamarte; y así día tras día. Sé que es un panorama poco deseable, pero me gustaría advertirte que si la gestación está avanzada y planteas cambios profundos en el tercer trimestre de embarazo, puede que cuando nazca el niño los cambios no se hayan implantado del todo, lo que puede ocasionar que tu hijo mayor piense que los cambios llegan porque ya no es hijo único, etc. No queremos propiciar estas emociones en ellos, porque la llegada de un nuevo hermano es importante y suele provocar episodios de celos de forma natural, así que no necesitamos más aderezos.

En cuanto a empezar con otros cuidadores secundarios, escuela infantil, abuelos, tíos, etc., lo primero será generar un vínculo sólido. Si cuando estamos abordando las muletillas hacemos un proceso específico para que se vincule con otros cuidadores que vayan a intervenir, ¿cómo no va a ser absolutamente imprescindible asegurar emocionalmente esas nuevas relaciones y después valorar qué cambios van a ser realmente necesarios?

Todas estas situaciones ya son lo bastante perturbadoras para ellos por sí solas, así que si ocurren durante el proceso, o al poco de haberlo finalizado, puede que os supongan un estancamiento o incluso un retroceso. De la misma forma, hay niños que, tras este tipo de episodios, pueden sufrir regresiones; de ser así, volveremos al punto de partida y repetiremos los pasos que sean necesarios.

Enfermedades y síntomas que afectan al sueño

Hemos hablado de emociones y de cómo influyen las nuestras y las del propio niño, pero, por supuesto, no podemos dejar de lado las diferentes patologías físicas que pueden estar ocasionando daños o molestias a tu hijo. Vamos a ver algunas de las más conocidas, pero, en realidad, si piensas que cualquier otra circunstancia puede estar afectando, es mejor que consultes con su pediatra de referencia para asegurarte de que se encuentra bien, ya que la prioridad será acabar con el malestar que pueda estar padeciendo antes de pensar en ningún cambio. Cualquier circunstancia específica, enfermedad crónica, medicación habitual, etc., puede tener incidencia en el sueño, así que te recomiendo encarecidamente que compartas con los profesionales que atienden a tu hijo la posibilidad de abordar el sueño antes de ponerte a realizar cambios por tu cuenta.

Cuando tenemos un bebé o niño con dolor, con picores constantes, con reflujo, etc., no podremos saber qué despertares están ocasionados por esas molestias y cuáles pertenecen al ámbito del comportamiento. Y del mismo modo que no desatendemos las necesidades de alimento por la noche, no podemos pasar por alto tampoco nada que implique dolor o molestia. **Su bienestar será siempre nuestra prioridad**, por no hablar de que los resultados no serán los que esperas si el niño se encuentra mal; pero esto, desde luego, pasa a un segundo plano si tu hijo está pasando por cualquier malestar.

Voy a hablarte de algunas patologías que pueden afectar al sueño y que se consideran permanentes o semipermanentes. Pero también debes saber que cualquier enfermedad o dolor circunstancial que pueda surgir (catarro, vacunación, dolor de dientes, etc.) tendrá un gran impacto en el proceso, solo que, por suerte, será momentáneo. Si cuando estamos modificando hábitos, el niño se pone enfermo y empieza a tener episodios de fiebre, se sentirá mal y necesitará soporte extra. Y tenemos que dárselo. Por encima de cualquier aprendizaje con el sueño estará siempre el asegurarse de que el niño se encuentra bien físicamente. Si tenemos la mala suerte de que coja una gripe o una gastroenteritis a mitad de proceso, le daremos el apoyo que necesite; ya volveremos a la carga después.

Posteriormente, cuando su sueño haya mejorado, estas situaciones no serán tan relevantes, pero en momentos iniciales pueden suponer que volvamos al punto de partida, o peor aún, que la situación empeore, porque los segundos intentos y posteriores suelen ser más difíciles. Imagínate que tiene una erupción dental cuando las cosas empiezan a mejorar; seguramente deis varios pasos atrás porque el dolor hará que te reclame más. Además, el problema con el dolor dental es que desde que empieza hasta que se pasa pueden transcurrir días y hasta semanas. Trata de ofrecerle alivio con mordedores, masajéale las encías y, por supuesto, ayúdalo todo lo que necesite durante la noche. Cuando se sienta bien, podrás volver a intentarlo desde donde estabais. Ante estos episodios, intenta, en cualquier caso, mantener los avances que te resulten posibles; es decir, si has eliminado ya la muletilla del pecho o el chupete y hasta conseguido que se duerma en la cuna, aunque tengas que dormirlo en brazos unos días, hazlo sin remordimientos, pero intenta no ofrecerle la teta, que podrá ser más difícil de retomar.

Así que si las circunstancias excepcionales (o no tanto, según la época del año), como pueden ser las enfermedades leves o el dolor pasajero, hacen que todo se desmorone un poco, cómo no va a ocurrir si existen dolencias permanentes, sean de mayor o menor envergadura.

A continuación, detallo las más habituales.

Reflujo gastroesofágico

La pongo en primer lugar porque creo que es con la que más me he encontrado. La regurgitación, en mayor o menor medida, es normal en bebés, pero a veces va acompañada de reflujo, y entonces se vuelve muy dolorosa. Hay un tipo de reflujo que se llama «silencioso», porque no hay regurgitación visible y, sin embargo, los jugos gástricos suben y bajan por el esófago ocasionando dolor y hasta lesiones.

En asesoría de lactancia, el reflujo es algo que vemos constantemente; de hecho, muchos episodios catalogados como cólicos son, en realidad, fruto de un reflujo que está provocando molestias y dolor al niño. Nos encontramos con niños que se arquean mucho cuando comen o que echan la cabeza hacia atrás para evitar que el ardor que sienten siga subiendo. Es una patología que ocasiona muchos despertares por el propio dolor. Cuando comen, sienten cierto alivio, aunque inmediatamente después vuelven a sentirse peor, por lo tanto vuelven a reclamar alimento; entran así en un ciclo sin fin de succión y malestar.

Son niños que pueden llorar intensamente y por períodos largos, que no quieren estar acostados. Incluso cuando se identifica el problema y se le pone remedio mediante medicación y pasados unos días empieza a hacer su efecto, toda la parte relacionada con el comportamiento de defensa aprendido seguirá requiriendo de dosis extra de paciencia para ir avanzando poco a poco. Lo han pasado tan mal que necesitarán coger confianza e ir desaprendiendo las estrategias que han desarrollado para sentirse mejor hasta ese momento.

A medida que crecen y su sistema digestivo va madurando, tanto la regurgitación como el reflujo mejoran, pero hay muchas veces, como digo, en las que es necesaria medicación, incluso desde muy pequeños, para evitarles el dolor. Vuestro pediatra podrá ayudaros con este diagnóstico.

El reflujo puede estar ocasionado también por intolerancias o alergias alimentarias; en este caso, se soluciona eliminando de la dieta el alimento que está provocando las molestias.

Síntomas: arqueo de la espalda, extensión del cuello y cabeza hacia atrás, episodios largos y desconsolados de llanto, rechazo del pecho o del biberón.

Déficit de hierro

Así como en la alimentación tiene una gran influencia, llegando a provocar incluso falta de apetito o apatía hacia el momento de comer, la carencia de hierro tiene una gran relevancia también en el aprendizaje del sueño. La capacidad para enlazar fases del sueño y, en general, la construcción de la arquitectura del sueño necesaria para tener un descanso reparador y saludable requieren unos niveles adecuados de hierro.

Algunos de los trastornos que observamos, por ejemplo, en niños prematuros, que suelen tener más carencia de este mineral, son desde incapacidad para enlazar ciclos hasta hiperactividad en los momentos de vigilia, lo que les impide realizar las siestas que necesitan, ocasionando períodos de vigilia y descanso muy cortos.

Si ya tienes un diagnóstico de anemia o crees que tu hijo podría tener falta de hierro, es importante que consultes con su pediatra de referencia para poder determinar si necesita algún tipo de suplementación. Si finalmente le dan algún tipo de suplemento, has de saber que deberán pasar entre dos y cuatro semanas al menos para empezar a aumentar las reservas y que la situación mejore. No es que así todos los problemas de sueño se vayan a solucionar espontáneamente, pero sí que es algo que hay que abordar.

Síntomas: descenso de la actividad, apatía, problemas de sueño, falta de apetito.

Dermatitis atópica

El eccema es una enfermedad de la piel con cierta incidencia en bebés y niños pequeños. La llamada piel atópica requiere de cuidados dermatológicos exhaustivos, utilizar jabones y tratamientos específicos e incluso aplicar corticoides cuando aparece en forma de brotes bruscos y muy molestos. Las zonas en las que aparece también son importantes, porque será más fácil tratarlo si se encuentra en zonas accesibles de la piel que si aparece en ciertos pliegues o incluso en la cabeza.

La dermatitis ocasiona picores intensos muy molestos para el niño, que le impiden conciliar el sueño; además, suelen tener despertares violentos cuando sienten el picor. Me he encontrado con muchos casos de niños que se despertaban con un grito, rascándose intensamente, llorando bastante; después, pasan a rascarse, incluso de manera compulsiva, por el gran malestar que sienten. Y eso los que pueden rascarse; pensad que los bebés más pequeños ni siquiera tendrán forma de aliviar esos picores, por eso es tan importante que tengan un buen diagnóstico y tratamiento.

Si tu hijo ya está tratado de dermatitis atópica, asegúrate antes de empezar de que tienes la situación controlada con su medicación y tratamiento habituales y de que tienes además tratamiento para posibles brotes más fuertes que puedan surgir durante el proceso. Así te asegurarás de que esto no supondrá un problema extra.

Síntomas: lesiones de mayor o menor tamaño, piel áspera, descamada y enrojecida; en casos más graves, costras.

Alergias

Aquí podemos englobar todo tipo de reacciones alérgicas, y las que más efectos negativos van a tener sobre el sueño serán las que vayan acompañadas de rinitis aguda y las que tienen afección de tipo respiratorio, algo que podemos ver también, pero de manera acotada en el tiempo, en procesos gripales y catarrales. Todas las dolencias que impiden respirar con normalidad tienen un impacto negativo en los ciclos del sueño. En el caso de complicaciones que pueden acabar en asma, tienen un factor negativo adicional y es que la medicación que se utiliza puede ocasionar episodios de nerviosismo.

Síntomas: multitud de manifestaciones, en la piel, de tipo gástrico, respiratorio, etc.

Apnea del sueño

La apnea obstructiva se considera un trastorno del sueño importante que impide que el niño pueda dormir con normalidad. Suele estar provocada por una obstrucción de las vías aéreas o porque estas son anormalmente estrechas. Esta obstrucción ocasiona interrupciones respiratorias durante la noche que, entre otras cosas, acaban en despertares. Su diagnóstico y tratamiento requieren de un estudio a fondo, a veces de la derivación al profesional de otorrinolaringología y, dependiendo de las posibles causas, de intervención quirúrgica. Los síntomas deben darse de forma constante, ya que un niño acatarrado puede tener propensión al ronquido; también tienen que darse varios a la vez. No tiene un diagnóstico sencillo, así que si tienes cualquier sospecha, mejor consúltalo con su pediatra.

Síntomas: ronquidos, respiración audible, tos, ahogo, sueño intranquilo, terrores nocturnos, enuresis, sudoración excesiva.

Prematuridad

La he dejado para el final porque no es ninguna enfermedad ni patología, obviamente, pero hay que tenerla en cuenta. Si nuestro hijo fue prematuro o gran prematuro, lo primero que tendremos que tener en cuenta para enfrentar el proceso es su edad corregida, es decir, la edad que tendría si hubiera nacido con cuarenta semanas. Esa será la referencia que debes utilizar para diseñar todas tus estrategias, pero es un valor muy general. Tenemos que evaluar, por supuesto, cualquier secuela ocasionada por su prematuridad, cualquier indicación especial que nos hagan desde atención temprana. Infórmate bien sobre qué esperar del sueño de tu hijo según vuestra situación concreta y pregunta en neonatología todo lo que te ocasione dudas en este sentido.

Para terminar con la preparación desde el plano emocional y físico, anota si has identificado algún síntoma en este capítulo o si hay cualquier otra condición que te haga pensar que quizá tu hijo necesita una revisión médica antes de empezar. Apunta también cualquier otra intervención que puedas necesitar tú mismo:

....

....

....

....

....

....

....

....

....

....

Acompañar a tu hijo para que aprenda a dormir de manera autónoma

Acabas de completar la primera parte de este viaje. Seguro que muchas ideas y emociones te han ido surgiendo mientras leías e ibas identificando e imaginando cómo podrías organizarte para conseguir cada paso. En mis asesorías siempre digo que hasta que un papá o una mamá no menciona un «Esto es imposible, no lo vamos a conseguir, mi hijo nunca... lo que sea» no me quedo satisfecha. ¡Es normal que sientas esto! Pero te aseguro que vas a conseguir grandes cambios aplicando poco a poco todo. Sin prisa, pero sin perder de vista el objetivo final que imaginaste al principio.

Te diré también que cuando llegamos a este punto en las asesorías y les cuento cómo ir más allá, cómo ir retirando el contacto e ir dando más espacio al aprendizaje autónomo del sueño de sus hijos, suelo tener ya a padres bastante más confiados tras haber conseguido tan increíbles metas. Por eso quiero que te tomes estos últimos capítulos como una especie de máster del sueño de tu bebé. Entre la sección de modificaciones básicas y el aprendizaje autónomo puedes dejar pasar el tiempo que necesites hasta que quieras hacerlo, o no, ya que, como te explicaré en las siguientes líneas, no es imprescindible en todos los casos y se puede abordar en otro momento.

Si tienes claro que quieres seguir avanzando y conseguir que tu bebé o niño se pueda dormir «solo», entonces te aconsejo que lo hagas en un intervalo de no más de dos semanas para evitar que surjan nuevas muletillas. En cualquier caso, puedes tomártela como una fase completamente diferenciada del anterior proceso, aunque te recomiendo igualmente su lectura porque vamos a plantear aspectos de mucha relevancia también para las etapas anteriores: las rutinas de sueño, el llanto, los registros de sueño y, por supuesto, cómo dormirlos en su propio espacio.

8

Cómo dormir a un bebé
en su cuna o cama

Con frecuencia, cuando has pasado por todas las fases anteriores con éxito, los problemas de sueño ya están bastante resueltos o, al menos, han mejorado lo suficiente como para ser compatibles con una vida normal. Pero cuando nos encontramos con casos más resistentes o con niños cuya muletilla es dormirse en brazos, tendremos que dar un paso más: enseñarles a dormir en su cuna o cama.

Este proceso, como digo, no es imprescindible y solo será necesario ponerlo en práctica si sientes que no has llegado a los objetivos que tenías, pero, sobre todo, después de garantizar que has dado por concluidas todas las etapas anteriores. Enseñar a dormir a los niños de manera autónoma es un gran reto que va a requerir un extra de paciencia, pero es la fórmula para acabar con cualquier despertar residual que haya podido quedar tras los cambios anteriores. Es un proceso que hay que realizar paulatinamente y con mucha tranquilidad.

Vamos a ir viendo paso a paso cómo abordarlo. Comencemos por repasar el momento de irnos a dormir.

Empezando por una rutina de sueño

Anteriormente, hemos comentado la importancia de la rutina de sueño; ahora vamos a abordarla más en detalle y vamos a ver también otras ideas más concretas. Este momento que anuncia el final del día tiene una gran importancia, nos prepara para la hora de dormir y nos hace entrar en un estado de calma necesario para empezar con buen pie la noche. Aunque tengas un bebé pequeño y pienses que no se entera, incorporar este hábito al final del día marcará la diferencia. Es algo que puedes empezar a practicar desde el primer momento, pero que tendrá especial importancia a partir de ahora.

¿Qué es y qué no es la rutina de sueño?

La característica más importante de la rutina de sueño es que tiene que ser en la habitación y a puerta cerrada. Por tanto, aunque tú estés realizando ya ciertas actividades previas, como atenuar la luz en casa y los estímulos audiovisuales, darle un baño relajante, etc., hasta que no entréis en la habitación no empezará esa rutina especial.

Otro punto fundamental es que no incluirá la última toma de alimento. Ya sabemos que la alimentación unida a la conciliación del sueño es de los vínculos más fuertes, así que solo en caso de que estuvieras totalmente seguro de que no es una muletilla, podrías utilizarlo dentro de tu rutina de sueño. De todas formas, no es algo que yo recomiende en absoluto, ya que si el niño se duerme mamando o tomando su biberón (aunque su problema sea con el chupete), estaremos perdiendo la oportunidad más propicia del día para practicar la hora de dormir de manera autónoma. Recuerda que tampoco podrás darle la primera toma del día en la habitación por el mismo motivo.

Antes de entrar en el dormitorio, nos despediremos también del resto de la familia y el niño irá a su momento de calma acompañado solo de la persona que lo ayudará a dormir esa noche. La razón es que si toda la familia entra a leerle cuentos o a cantarle canciones, aunque sea un momento relajante y placentero, cuando llegue la hora de que uno de los padres se vaya, se enfadará porque no querrá despedirse o quizá reclame que se quede el padre al que no le toca dormirlo ese día. Estaremos incorporando, sin pretenderlo, posibles elementos de conflicto que no nos interesan nada.

Que nos vamos a marchar y que solo entramos para tener un momento en familia son cosas que nosotros tenemos muy claras, pero para ellos suponen pasar de la relajación al enfado intenso y, por supuesto, iniciar la noche de mal humor por culpa de algo que era fácil de prevenir. Puede que en el momento de la despedida también se enfade porque no tiene ganas de irse con la persona que le toca esa noche, porque siente que no tiene sueño, porque no le apetece o por la razón que sea. En ese caso, invertiremos todo el tiempo de rutina de sueño, e incluso un poquito más si lo vemos necesario, en intentar que se encuentre tranquilo de nuevo y olvide, con nuestro cariño y buena energía, que prefería haberse ido a dormir con otra persona.

Tenemos que tener también claro el tiempo que durará. Te contaba unos capítulos atrás que entre diez y veinte minutos es un tiempo que funciona bien, siendo algo más corto para los más bebés y más largo a medida que van creciendo y disfrutan más ese momento. Estos son los tiempos aproximados; no es recomendable ni que dure menos ni que se extienda excesivamente, aunque siempre podemos variarlo en función de las ganas de dormir o de jugar que tenga el niño cada día y ajustar el tiempo a la situación concreta dentro de esos esquemas.

Para niños que se resisten, algo que puede pasar cuando son más mayorcitos, a que el momento de dormir empiece y se apaguen las luces, utilizar estímulos visuales (reloj de arena) o sonoros (alarma) para indicar que la rutina acabó será una buena forma de acotar en el tiempo la acción y de echarle la culpa a algo que no somos nosotros para evitar la confrontación: «Vaya, te apetece un montón seguir leyendo cuentos, pero, fíjate, el reloj de arena ya ha terminado, así que es la hora de apagar las luces». Con los niños que se enfadan en ese momento hay que ser especialmente pacientes.

En el caso de los más bebés, que también pueden expresarse cuando se apagan las luces y queremos meterlos en la cuna, será un buen recurso dedicar los últimos minutos a cantar alguna canción desde la cuna, leer un último cuento o encender un proyector con luces y música suave los cinco minutos finales.

Queremos evitar a toda costa el enfado en ese momento. Tiene que ser una situación agradable para ellos, así que cualquier hábito que sepas que lo puede alterar, no lo incorpores. Por ejemplo, hay familias con bebés pequeños que piensan que un masaje relajante puede ser muy favorecedor. Nos imaginamos una situación idílica, usamos algún aceite esencial relajante, música tranquila... y cuando nos ponemos a ello, el bebé no para de moverse y de patalear y nos hace saber que no le apetece; encima, cuando después lo queremos vestir, terminamos de irritarlo del todo.

En nuestra cabeza, las rutinas de sueño tienen una forma, pero luego, cuando las llevamos a la práctica, no siempre funcionan. Los cuentos son un buen recurso para cualquier edad: los más mayores disfrutan de escuchar sus historias favoritas una y otra vez, y los bebés de la musicalidad de la voz de sus padres. Pero hay veces que se ponen realmente nerviosos, quieren tocarlo todo, pasar de página, «leer» ellos la historia y, poco a poco, se van despertando una serie de emociones que no son las que buscamos. Por ello, prueba cuáles son las mejores actividades para tu hijo y descarta cualquiera que haga que se ponga más nervioso.

Por último, una vez hayas hecho las pruebas necesarias para saber cuál es la mejor serie de actividades para tu hijo, déjala fijada y asegúrate de que se haga exactamente igual independientemente de quién vaya a dormir al bebé o niño. Esa seguridad que buscamos la encontraremos también a través de los objetos, melodías y sucesos que ocurrirán día tras día del mismo modo.

Ejemplos de rutinas de sueño por edades

Te propongo algunas ideas que te pueden ayudar a crear vuestro propio esquema. Aunque están estructuradas por edades, puedes utilizar las ideas de cualquier edad y ordenarlas como pienses que os pueden funcionar mejor.

De seis a doce meses. Realizaremos una rutina corta. En este momento, todavía les cuesta concentrarse durante mucho tiempo en nada. Empezad con diez minutos e id ajustando la duración según lo veas necesario. Es importante que no bajes de este tiempo, porque es el mínimo necesario para conectar con la quietud que buscamos. A esta edad, la música suave de fondo suele gustarles mucho. Si tu bebé es de los que disfrutan de los masajes, es un momento perfecto para realizarlos; puede ayudarle además con ciertas molestias digestivas que pueden entorpecer un buen descanso. Ve probando diferentes melodías y observa cuál le resulta más relajante. A continuación, léele algún cuento sencillo de ventanas o texturas; puedes hacerlo teniéndolo en brazos mientras lo acunas suavemente. Termina la rutina metiéndolo en su cuna, con unos minutos más de música mientras lo acaricias. También puedes encender un proyector que incluya algunas luces con movimiento suave.

De doce a veinticuatro meses. Para casi todos los niños en esta etapa los cuentos serán el mejor recurso. Puedes acompañarlos también con música suave. Es importante escoger historias cortas y que no animen a la interacción. Así como entre los seis y los doce meses los cuentos de tocar son útiles para favorecer la concentración, ahora podemos encontrarnos con que son un estímulo negativo que les genera mucha emoción por todo lo que ya son capaces de hacer. Escogedlos juntos, cuentos cortos, dos o tres cada noche, y fijad el límite para evitar un conflicto del tipo «Quiero seguir leyendo». Nuevamente, aquí el límite claro os ayudará: «Mi amor, sé que quieres seguir leyendo, pero hemos escogido estos tres y ya los hemos leído; ahora toca apagar las luces»; esto les implicará y lo entenderán mejor, ya que el tiempo es muy difuso para ellos. Los tipos de cuento que veo que tienen más éxito en esta etapa son los repetitivos o los que van acumulando acciones sobre un mismo personaje o sobre varios, de tal forma que pueden saber fácilmente qué viene después.

A partir de los veinticuatro meses. Podemos empezar a proponerles historias más largas, comenzar a leer cuentos por capítulos. En este momento se empieza a hacer realmente importante el control del tiempo de la rutina de sueño porque ya saben anticipar lo que va a pasar, cuándo se van a acabar los cuentos, y esto puede hacer que se enfaden incluso antes de que terminen porque no les apetece nada. Adicionalmente a limitar el número de cuentos, podrás utilizar las señales visuales o sonoras que te proponía.

Recuerda observar siempre cuáles son sus reacciones e ir modificando la rutina según lo que le gusta y relaja o le pone nervioso. Recuerda también que cualquier estímulo audiovisual tendrá que apagarse al finalizar la rutina.

Y llega la hora de dormir... Vamos a ver cómo acompañarlos hacia el sueño para que aprendan a conciliarlo solos y en su propio espacio.

¿Cuándo es buena idea enseñarles a dormir en su cuna o cama?

Soy partidaria de no retirar el contacto a los niños salvo que veamos que es algo necesario para poder avanzar. Por ejemplo, que nuestro hijo necesite dormir encima de nosotros, no es compatible con nuestro descanso; pero si necesita que lo durmamos en brazos y, sin embargo, luego descansa toda la noche o se despierta solo una vez con un despertar que se resuelve rápido, entonces considero que no será necesario ir más allá, salvo que sea vuestro deseo.

Hay familias que sueñan con el momento de película de dejar a sus hijos en la cuna y marcharse tan felices sin que eso suponga un drama para nadie, pero lo cierto, y lo realista, es reconocer que los niños necesitarán el soporte de los adultos durante mucho tiempo, años incluso, para sentirse seguros, protegidos y queridos. Y es que es esta seguridad plena de que los atenderemos a cualquier hora y en cualquier circunstancia lo que hará que cada vez sean más capaces de dormir solos.

En situaciones normales, esta adquisición de seguridad se va dando de manera natural y en plazos razonables para todos. A veces, la van adquiriendo como consecuencia de todos los pasos que hemos ido comentando, a través de los cuales descubren simplemente una habilidad que desconocían, la de dormirse solos. Esto casi siempre es suficiente. No es que no quisieran dormir solos, es que no sabían que podían hacerlo; ahora que saben, lo hacen placenteramente. Pero si, llegados a este punto, todavía hay despertares, podemos ir enseñándoles poco a poco a retirar el soporte físico que, sin ser su hábito externo de conciliación principal, está favoreciendo algunos despertares.

Para ir retirando el contacto no hay una estrategia única. Te propongo un plan que puede que te funcione, pero lo que tienes que planear en este momento es cómo avanzar cada día hacia el objetivo de retirar el contacto para dormir, y esto dependerá mucho de cuál sea el punto de partida. Por ejemplo: para un niño que para dormir necesita que estemos tumbados a su lado y además movimiento constante, podemos empezar por dejar de moverlo y mantenernos solo acostados a su lado. Posteriormente, cuando esto esté superado, nos iremos alejando un poco físicamente y le tocaremos solo con la mano para, finalmente, retirársela también. Cuando hayas conseguido esto, prueba a levantarte de la cama, a sentarte cerca de tu hijo, pero sigue manteniendo el contacto; desde esta posición, trabaja entonces para retirar el soporte físico, cada vez en menos tiempo. Sigue dando los pasos que sientas que son necesarios hasta que termine por dormirse solo mientras le cantas una canción.

El tiempo que va a tolerar estar sin contacto va a ser poco al principio. No esperes que el primer día al dejarlo en la cuna o cuando te levantes de su lado se quede tan tranquilo. Esto, como imaginarás, no va a pasar tan fácilmente. Por eso es importante que vayas despacio, pero que te plantees como objetivo un avance claro en la retirada de contacto, que cada semana, al menos, hagas algún avance y, sobre todo, que cualquier conquista que consigas se quede instalada y no retrocedas, aunque algún despertar se tuerza un poco más. Como en todo, la persistencia y la coherencia serán imprescindibles para seguir avanzando.

Sobre el momento de meterlos en la cuna, que es el más difícil, es muy importante que si el niño tiene la habilidad de sentarse o de ponerse de pie, no le fuerces en ningún momento a estar tumbado. Para que salga bien, tiene que ser él mismo el que alcance esa postura. Vamos a ver primero cómo conseguir su colaboración para que se acueste.

Practicando el juego «a tumbar»

Muchas veces no es que no se quieran tumbar o que estén esperando a que lo hagamos nosotros, sino que puede que no sepan que lo pueden hacer por sí solos. Por tanto, vamos a mostrarles una señal muy clara a través de un juego que les indique que queremos que se tumben para empezar a descansar.

El juego es muy sencillo.

En varios momentos del día, y durante períodos de tiempo cortos para evitar que se aburra, planifica esta práctica en familia. Es importante que estéis todos.

Poneos en círculo en un lugar seguro y blando en el que se pueda caer sin peligro. Vamos a jugar a tumbarnos solos y no queremos que se haga daño.

Explicad las normas del juego. Los más pequeños no tienen una capacidad verbal grande, pero suelen entender instrucciones sencillas; en cualquier caso, si acompañamos la voz con gestos, lo entenderán.

Empezamos por elegir quién tiene que tumbarse; por ejemplo, mamá le dice a papá: «Papá, te toca tumbarte», y da unas palmaditas en el suelo o colchoneta. Mientras repetimos los golpecitos decimos «A tumbar, papá».

Cuando papá lo haga, le aplaudiremos, «Bieeen, papá se ha tumbado». A continuación, papá se lo dirá a mamá: «Le toca a mamá: mamá, a tumbar», y empezará a dar las palmaditas.

Después será el turno del bebé o niño: «Le toca a Diego. Venga, Diego, mi amor, a tumbar». Si es muy pequeño y no lo realiza por sí solo, las primeras veces lo acompañaremos, empujándole suavemente para completar la acción; nuevamente lo celebraremos.

Es un juego muy sencillo que tiene como objetivo que aprendan la señal de «a tumbar» para que por la noche, cuando demos las palmaditas en su colchón, entiendan que les estamos pidiendo que se tumben ellos solos.

Aplicando por las noches lo aprendido

Cuando ya sepan tumbarse, podremos aplicar el aprendizaje por las noches y pedirles que se tumben solos en su cuna o cama. Puede que los primeros días sigan necesitando apoyo para hacerlo, siempre suavemente y sin forzar ningún movimiento; lo último que queremos, después de haber relajado al niño durante la rutina de sueño, es que coja una rabieta porque lo obligamos a colocarse en una posición en la que en ese momento no quiere estar.

Puede incluso que entienda a la perfección lo que le estás pidiendo, pero como en ese momento no es un juego, no le apetezca en absoluto y pida que lo saques de la cuna de inmediato. Los primeros días son difíciles y a lo mejor tienes que cogerlo en varias ocasiones y calmarlo en brazos. No tengas prisa, avanza paso a paso como explicábamos. Plantéate cada vez más cuna y menos brazos, paulatinamente irlo dejando antes, aunque sea los últimos segundos antes de que coja el sueño; así, poco a poco, sentirá que también es un lugar seguro.

Adaptarse a la cuna, como sabes, puede ser algo difícil para aquellos niños que no la han utilizado nunca, pero no es un imposible; solo necesitarán algo más de ayuda y paciencia.

Te recuerdo que una buena estrategia para evitar el enfado es hacer los últimos cinco minutos de rutina de sueño directamente en la cuna. El último cuento, la última canción. Así lo verá como un lugar tranquilo, no como el espacio al que vamos cuando se acaba lo bueno, y no se darán tanta cuenta de que llega la hora de dormir. Acabados los últimos cinco minutos, le pediremos que se tumbe. Si responde bien, iremos a apagar la luz; si vemos que no quiere, esperaremos un par de minutos y la apagaremos igualmente. Recuerda que las señales luminosas son muy importantes para inducir al sueño. Por otro lado, si no se quiere tumbar, pero no está enfadado, sino activo y con ganas de jugar, volveremos a la estrategia de estar tranquilos y aburridos a su lado con las luces igualmente apagadas y silencio total.

Tienes que estar muy calmado, tener mucha templanza. Los primeros días será más costoso, pero poco a poco lo irás consiguiendo. El primer día sentirás que te pasas el rato cogiendo y dejando al niño. Esto es normal, no te rindas. Hacer las cosas con paciencia y respeto por las necesidades del niño es más lento, pero cada hito conseguido será un triunfo que quedará asimilado y que os permitirá seguir hacia delante.

Y cuando ya se han tumbado...

Una vez que han accedido a tumbarse de manera autónoma, el siguiente paso es más fácil. Estarán cada vez más cansados y su tolerancia irá siendo mayor. En este punto vamos a empezar a trabajar el **soporte intermitente**. Esta estrategia es aplicable a muchos pasos previos también. Se trata de intercalar tipos y tiempos de ayuda. Voy a explicarlo con más detalle para que veas la relevancia.

Hemos estado hablando todo el tiempo de la importancia de ir eliminando las muletillas para conseguir que vayan conciliando el sueño solos, pero si cambiamos una por otra, el resultado, sobre todo en algunos niños, será tener que estar constantemente facilitándoles algún tipo de soporte externo. Si además damos esa ayuda sin límite y hasta que están completamente dormidos, estaremos favoreciendo que cuando se despierten, piensen «Pero ¿no me estabas haciendo caricias en la espalda? Sigue, sigue...». Reclamamos las situaciones que nos generan placer, es completamente normal, por eso tenemos que intentar no repetir acciones y limitarlas en el tiempo; no estar facilitando ese soporte hasta estar seguros de que está durmiendo, sino el menor tiempo posible. Te pongo un esquema para que lo veas más claro a través de un ejemplo:

1. Está tranquilo y tumbado o se está quejando pero no tan intensamente como para que sea necesario cogerlo en brazos.
2. Empezamos a hacerle caricias en la espalda de forma rítmica y vemos que está cada vez más tranquilo, pero aún despierto. Dejamos de acariciar.
3. Vuelve a reclamar ayuda. Esta vez le cantamos una canción de cuna; si se relaja, nos quedamos en silencio.
4. Si se pone más nervioso, volvemos a ofrecerle contacto físico, pero ahora de otro tipo, por ejemplo, le damos unas palmaditas. En cuanto esté tranquilo, paramos.
5. Ahora, una canción, pero otra diferente.
6. De nuevo, contacto, caricias en la cara.
7. Y así hasta que se quede dormido sin contacto ni sonido. Nuestro objetivo es que el momento final sea solo, aunque sean unos segundos. Trabajaremos porque este tiempo sea cada día mayor.

Algunos trucos:

—Intenta estar sentado cerca, pero no te pongas de pie mirándolo en la cuna, esto los altera mucho.
—Si la cuna lo permite, tócale a través de los barrotes en vez de meter toda la mano, o peor aún, todo tu cuerpo.
—Intenta cada día ofrecer menos soporte, esa es la clave.
—Intenta cada día utilizar más voz y menos contacto físico hasta que seas capaz de dormirlo solo con la voz e intercalando silencios.

Muy importante: cuando por fin se duerma, quédate con él al menos durante diez o quince minutos, el tiempo que está en sueño ligero. Si te vas demasiado pronto, puedes favorecer que se despierte y que todo sea más difícil a partir de ese momento. Si nos vamos y no están totalmente dormidos, al despertar se sienten muy asustados; piensa que están empezando a vincularse con el nuevo espacio, necesitan seguridad. Si no, entrarán en una especie de estado de alerta cuyo resultado será que se quedarán atascados en sueño ligero y a la mínima se despertarán de nuevo.

Algunas familias me cuentan que son incapaces de abandonar la habitación, que sus hijos solo duermen si ellos están dentro del dormitorio. Poco a poco, esto ocasiona que los niños se acuesten más tarde porque irse a la cama a las ocho no es algo muy compatible con la vida de un adulto. Entonces los problemas se van sumando, por todo lo que ya hemos comentado. Hay una vinculación indiscutible cuando dormimos juntos y es normal que un niño se despierte, aunque esté totalmente dormido, cuando tú decides levantarte por la mañana. Pero si no son capaces de conciliar el sueño por la noche si tú no estás, el primer paso será esperar a que esté completamente dormido, y cuando creas que lo está, **esperar cinco minutos más**.

Como ves, en este capítulo hemos trabajado mucho, y a través de diferentes formas, la necesidad de seguridad y de que el apego seguro se dé en circunstancias óptimas. A partir de aquí, el niño irá sintiéndose cada vez más capaz de dormirse solo y feliz.

Piensa en cómo imaginas que va a ser vuestra rutina de sueño, cualquier detalle sobre la hora de dormir que consideres importante, y apúntalo a continuación:

9

El llanto

Llegamos a un capítulo muy importante y que sé que te preocupa: «¿Va a llorar mi hijo?». En las siguientes líneas vamos a hablar de por qué lloran los niños, qué nos expresan a través del llanto, qué tipos de emociones manifiestan de este modo y cómo debemos acompañarlos en cada caso.

Algo que te he repetido varias veces en párrafos anteriores es la tremenda empatía que tienes que tener día a día con tu hijo cuando quieras cambiar algo relacionado con su sueño. Esto te servirá para entender lo que está sintiendo y para aceptarlo, la parte más difícil sin duda. Vivir las emociones de nuestros hijos como propias nos resulta sencillo, son nuestro «todo» y sentimos en nuestras propias carnes tanto sus alegrías y logros como su dolor, frustración o pena. Pero cuando la razón de su desasosiego está en nosotros, cuando tenemos la llave para acabar con sus problemas a nuestro alcance (ceder a su muletilla), el batiburrillo emocional que vamos a sentir es un cóctel de culpa, tristeza, agotamiento, ganas de seguir pero a la vez de abandonar... Y sé que todo a la vez va a ser difícil de sobrellevar.

Por tanto, aceptar que puede que durante el proceso haya llanto es algo necesario. Ojalá pudiera comprometerme contigo y decirte que esto no va a ocurrir, pero depende de muchos factores que veremos después. Lo que sí quiero garantizarte es que tu hijo tendrá cubiertas sus necesidades físicas y emocionales en todo momento, y que si llora, lo hará en tus brazos, no en su cuna o cama solo. Siempre que tu hijo te necesite, ahí estarás. Y esta confianza es clave. Por favor, no dejes nunca llorar a tu hijo desconsoladamente, no es el camino; seguro que ya lo sientes en tu interior, pero quiero recordártelo.

¿Por qué lloran los bebés y los niños?

Desde que nacemos, el llanto es la expresión más eficaz para recibir atención. De hecho, durante mucho tiempo, será su única forma de comunicarse. El ser humano nace especialmente indefenso y necesita de su padre o madre para cubrir todas las necesidades esenciales: frío o calor, hambre, sueño, higiene y, por supuesto, las emocionales (amor, miedo, desconsuelo, etc.). Los adultos sentimos un malestar inmediato cuando oímos llorar a nuestro hijo, dispara nuestro estrés a niveles muy altos en cuestión de segundos y sentimos la urgencia de atenderlo rápidamente para calmarlo. Un fenómeno particularmente interesante es que, desde el embarazo, las mujeres desarrollamos una parte del cerebro dedicada exclusivamente a empatizar con las necesidades que tiene nuestro hijo. Por eso nuestro oído se aguza de ese modo tan especial, somos capaces de escucharlo respirar casi desde otra habitación. Es una modificación real y física en nuestro cerebro que ocurre en este período. Esa parte se encarga también de que nos resulte insoportable escucharlo llorar, seguro que sabes a qué me refiero. El nivel de ansiedad que nos provoca el llanto de nuestros hijos, e incluso el de otros niños, es tan alto que nos hace reaccionar de inmediato y sin condiciones; nos sentimos mal incluso físicamente. No sé si habéis tenido la mala suerte de vivir un episodio de llanto intenso en mitad de una situación en la que no lo podías atender, por ejemplo, mientras conducías y tu hijo iba en el asiento de atrás. Si te ha pasado, sabrás exactamente a qué me refiero cuando digo que nos resulta insoportable escucharles llorar.

Esta conexión perfecta asegura la supervivencia de nuestros bebés. Así es y así tiene que ser. La comunicación de nuestro bebé se irá volviendo cada vez más certera y a través del llanto nos irá expresando emociones cada vez más complejas: frustración, incomodidad, necesidad de contacto. Seguirá siendo durante mucho tiempo una herramienta esencial para asegurar una comunicación efectiva. Irá desarrollando nuevos tipos de llanto, más intensos, menos, con más o menos matices, y los padres aprenderemos a interpretarlos todos y cada uno y sabremos cuándo tiene hambre, cuándo siente calor, cuándo quiere cambiar de brazos, cuándo se ha hecho daño o cuándo tiene ganas de dormir. Y de forma natural, aprenderemos juntos a responder a esas necesidades e iremos adquiriendo juntos habilidades para calmar a nuestros hijos. Como ya hemos hablado, los problemas llegan cuando tenemos una sola forma de serenarlos y ellos aprenden que es la única manera de recuperar la tranquilidad.

Por tanto, tenemos que entender el llanto como una expresión válida con muchos matices e intentaremos responder siempre, adecuando nuestra reacción a la necesidad del momento. No se expresarán igual si están en brazos de papá, felices, jugando, pero de repente ven a mamá pasar por delante y les apetece más irse con ella, que si les acaban de poner unas vacunas y sienten un dolor intenso. En el primer caso, podremos intentar distraerlos, tratar de seguir con el juego; en el segundo, necesitarán una atención inmediata y sin condiciones. Acomodar nuestra respuesta a cada tipo de reclamo nos servirá para buscar esa flexibilidad de la que hemos hablado, nos obligará a ser más creativos, nos ayudará a mantener una escucha activa para saber qué nos están pidiendo y encontrar así el modo de ayudarlos. En definitiva, aprenderemos a atenderlos de manera eficaz, pero sin la urgencia de cortar el llanto como sea y de inmediato.

El nivel de llanto, la intensidad o las situaciones que hacen que el niño se exprese de ese modo van a ser muy variados dependiendo del temperamento del niño, del vuestro propio y de factores externos o propios. Sobre estos últimos, poco o nada podemos incidir, somos como somos y estamos en el punto en el que estamos fruto de la acumulación de experiencias vividas; no podemos ser menos emocionales o sensibles de lo que somos. Los niños responden de forma diferente cuando los dejamos con una persona que no es su figura de apego referente, y tienen más o menos tolerancia a tenernos a la vista así como a esperar pacientes una toma de pecho o biberón. Nos vamos a encontrar con niños que se manifiestan más fuerte a través del llanto y tendremos que ser capaces de responder a sus diferentes necesidades.

Quiero que pienses también en las tuyas propias, incluso en la última vez que lloraste. Es necesario encontrar un equilibrio entre lo que cada uno necesita y cómo responder, porque abandonar nuestras necesidades por las de nuestros hijos no siempre nos hace ser mejores padres. Sí padres más cansados, más estresados, menos disponibles, más irascibles, con más propensión al grito y a la culpa que viene después. Y vuelta a empezar el bucle: estoy solo para ti, me olvido de mí, me siento sobrepasado, hago algo que no quiero hacer, me siento mal, así que para compensarlo, estoy solo para ti... Y así día tras día en un ciclo sin fin.

Cuida de tus hijos siempre y en cualquier circunstancia desde el respeto y el amor, pero no te apartes a ti mismo hacia un lado porque será algo que también le repercutirá. Habrás visto lo mucho que he incidido en diferentes momentos en tus emociones, sentimientos, vivencias, situación actual... Todo esto forma parte de tu forma de criar, porque no podemos separarnos a nosotros mismos de nuestras funciones como padres, así que presta especial atención a cómo te sientes ante el llanto de tu hijo. En este sentido, hay algo que nos preocupa sobremanera, y es la sensación de estar ocasionándole algún tipo de daño físico o emocional. Vamos a profundizar en esto.

El llanto ¿produce daño?

Es la cuestión que más me preguntan en los asesoramientos de sueño, un tema que preocupa, y mucho, porque, efectivamente, hay un tipo de llanto que puede resultar emocional y físicamente muy dañino. Vamos a explicar en detalle por qué nunca hay que dejar a un niño desatendido y desconsolado llorando y por qué cuando tu hijo haya perdido la calma y no sea capaz de recuperarla por sí mismo, tendrás siempre que ayudarlo todo lo que precise.

Cuando un bebé o niño se ve sometido a episodios de estrés prolongados, comienza a segregar cortisol, la llamada hormona del estrés. En esta situación, pierden el control por

completo y necesitan al adulto de inmediato para poder reco-
brar la calma. Nuestra intervención cuando un niño no para
de llorar es necesaria y tiene que ser sin condiciones, de la
misma forma que acudirías sin pensarlo si se ha dado un golpe
y se ha hecho daño. Y es que, tras estos períodos llorando sin
atención, los niveles de la hormona del estrés se disparan y se
ha estudiado que, si se da esa circunstancia, los niveles se man-
tienen incluso cuando el niño está calmado. ¿Significa esto que
podemos dejarlo llorar durante x minutos? En absoluto. No
se trata de andar cronometrando el tiempo que está llorando,
sino de aprender a identificar cómo es el llanto, que no será
siempre desconsolado, pero que puede llegar a serlo en segundos (como en el ejemplo del golpe que os contaba).

Hay un fenómeno provocado por dejar llorar a los niños
desconsoladamente de manera repetida que se puede observar en bebés que han sido sometidos a procesos médicos largos que han impedido el contacto físico y, por tanto, que su
llanto fuera atendido en circunstancias normales. Son niños
que, al haber tenido que soportar episodios de llanto sin atención, suelen convertirse en personas que tienen una respuesta mucho más sensible y mucha menos tolerancia ante di-
versas situaciones. Esto afectará indudablemente a diferentes
aspectos de la crianza y no solo al sueño.

Así que no es el llanto lo que tiene que preocuparnos,
aunque por supuesto nadie es inmune; con lo que hay que
tener especial cuidado es con responder al desconsuelo. Si
observamos que hay variación, que el nivel de intensidad sube
y baja, seguiremos dándole el soporte que necesite en cada
momento para ir controlando la situación; pero si llega a sentirse angustiado en el modo que hemos comentado, respon-
deremos de inmediato. Aceptar el llanto como una forma más
que tiene el bebé de expresarse es totalmente necesario, como

también lo es estar a su lado y cogerlo en brazos siempre que lo necesite.

¿Cómo puedo acompañarlo cuando llora?

Si aceptamos que puede expresarse a través del llanto, tenemos que ser capaces de aceptar también que, aunque pongamos todo de nuestra parte, aunque seamos los padres y madres más disponibles y amorosos, cuando ese llanto sea consecuencia de, por ejemplo, la eliminación de uno de los hábitos externos de conciliación que hemos aprendido, les estaremos negando algo que han incorporado como natural y suyo y esto les va a enfadar. Y dependerá de todas las circunstancias de las que hemos hablado el que lo expresen fuertemente, también llorando.

Tu papel es mantenerte sereno, ofrecerle todo tu soporte, hablarle: «Estoy aquí, entiendo que estás muy enfadado, te gustaría coger tu chupete», «Yo te voy a ayudar, estoy a tu lado, entiendo lo que sientes, te voy a acompañar». Estar totalmente receptivos, pero saber que no siempre será suficiente solo con esto. A veces solo nos queda abrazarlo y esperar; incluso puede que ni siquiera esto sea posible y el enfado sea tal, que cuando vean que no les ofrecemos el pecho, si es lo que tienen por costumbre, pataleen, nos empujen con fuerza y no dejen que los cojamos. Esta es una expresión clarísima de enfado, y ante ella solo nos queda respetar y esperar para poder cogerlo y consolarlo. Si el enfado es tan grande que sientes que no quiere contacto, déjalo en su cuna o cama, quédate a su lado, dile que estás ahí para cuando te necesite y, en cuanto lo permita, abrázalo y consuélalo todo el tiempo que necesitéis ambos.

Eliminar las muletillas para dormir puede ser costoso y conllevar muchos enfados por su parte. Vamos a ver algunas estrategias que te permitan avanzar sin dejarlo nunca de lado.

Evalúa en cada caso el soporte necesario. Esto es lo primero que vas a tener que aprender. Quizá tienes algunos de los llantos de los que hemos hablado bastante identificados. Todos los padres somos capaces de identificar con bastante acierto si tienen sueño o hambre o si se han hecho daño, pero en el plano emocional, es más complejo entender qué necesitan y qué tipo de emoción tratan de expresar: ¿está frustrado?, ¿se ha enfadado?, ¿se siente triste? Tendrás que aprender a identificar también todos estos matices. Puede que incluso tengas que apuntar las diferentes reacciones que tiene. Escribir es un buen recurso porque después podrás volver a tus notas y revisar qué funcionó o cómo conseguiste consolarlo. Así, poco a poco, iréis aprendiendo cómo os podéis relacionar también a través del llanto y encontraréis juntos nuevas formas para recuperar la serenidad.

Establece una escala propia de 1 a 10. Para aprender a evaluar lo que necesita en cada instante te puede ser de gran ayuda establecer una especie de graduación de su llanto. Si marcamos como un 1 un quejido suave y como un 10 un llanto desconsolado de dolor, podremos ir viendo más o menos en qué nivel está en cada momento y responder siempre de la manera más efectiva. Así, por ejemplo, hasta un 6 o 7, por decir algo, podrás atenderlo desde la cuna si estás intentando retirar los brazos poco a poco; pero si sobrepasa estos valores, lo cogerás hasta que puedas volver a dejarlo de nuevo sosegado. Esta escala tiene que ser personalizada, así que tendréis que aprender mucho y practicar para ir comprendiendo cada expresión, pues igual que hay niños que pasan por todos los valores escalonadamente y es muy fácil ir aumentando el soporte según lo necesitan, hay otros que van del 2 al 8 en cuestión de segundos sin que te haya dado tiempo a probar nada más. Intenta ser paciente, mantener una escucha activa y así estarás preparado para ayudarlo siempre del mejor modo posible ante cada circunstancia.

Hay un tipo de **llanto resorte** que se da en casi todos los niños y al que hay que prestar especial atención. Es ese llanto que se les pasa en cuanto los coges en brazos (o consiguen lo que pudieran estar reclamando); se callan de inmediato y hasta se ponen a reír. Cuando vemos llorar así a nuestros hijos, sentimos que están ya en un 7 o más, pero si lo coges y se le pasa, es síntoma de que no era tan dramático. Muchos padres me explican que les resulta muy difícil entender cómo de enfadados están, que a ellos les parece todo mucho y que siempre sienten que están en un 10. Si tienes dudas, identificar este tipo de llanto te puede ir orientando. No es que este llanto sea de mentira o que esté haciendo teatro, sino que es una forma de expresarnos enfado que, con paciencia, podremos acompañar de otra forma. Si te ocurre, anótalo mentalmente y sabrás que puedes esperar un poco más la próxima vez que llore así. Si por otro lado, lo coges y tarda mucho en calmarse, significará que esperaste demasiado y que cuando vuelva a ocurrir, tendrás que atenderlo antes. Vas a tener que practicar mucho para ir entendiendo a fondo cómo responder en cada momento, pero a cambio obtendrás un conocimiento muy valioso, una nueva forma de comunicación más detallada y con muchas tonalidades en las que hasta ahora no te habías parado a pensar.

Confía en que el bebé o niño está acompañado en todo momento, en tu capacidad como padre o madre para calmar a tu hijo. Ya hemos hablado de la vinculación, de cómo ir consiguiéndola poco a poco, pero cuando estés ahí, repítete que eres totalmente capaz de hacerlo, que quieres a tu hijo, que vas a estar a su lado y que vas a lograr que se calme. Tú eres su padre o su madre, tienes ese poder y lo tendrás toda su vida, no te subestimes. Quizá te cueste, quizá el primer día o el segundo te parezca que no lo vas a conseguir nunca, puede que tengas ganas de tirar la toalla y creas que vuestro caso es imposible, hasta puedes sentirte mal al pensar que no eres capaz de reconfortar a tu hijo, pero claro que lo eres; simplemente, no le estás ofreciendo lo que reclama y es normal que se enfade. Continúa a su lado, seguid juntos, abrázalo mucho, háblale. Puede que sean noches difíciles, pero vais a superarlas juntos. Verás lo bien que te sientes después al comprobar cómo tu hijo se duerme contigo sonriendo y va a la habitación tranquilo y dispuesto.

No recurras a la muletilla que está favoreciendo los despertares. Cuando sientas que no puedes más, que no lo vas a lograr, cuando quieras rendirte y darle el pecho/chupete/biberón/etc., vuelve al párrafo anterior y aguanta un poco más. Porque si retomas el hábito externo que estás intentando eliminar, te estarás complicando para el día siguiente; y lo que es peor, estarás poniéndoselo más difícil a tu hijo porque no sabrá qué esperar y terminará por entender que tiene que llorar más para conseguir lo mismo. Si tras media hora de intentar dormirlo en brazos, le das el pecho (o lo que sea), el niño entenderá que, por alguna razón que desconoce, ahora tiene que llorar treinta minutos antes de volver a la normalidad de cada día, y lo hará. Y si mañana dices «Hoy lo consigo» y estás media hora, y él sigue, y tú aguantas un poco, y a los cuarenta y cinco minutos vuelves a dárselo, mañana llorará una hora y, así, la progresión, en vez de ir a menos, irá a más.

Hay además otra serie de situaciones que se pueden dar durante el día y que favorecen que el nivel de llanto sea mayor.

Son circunstancias que he ido observando de manera repetida, errores comunes, por así decirlo, que hacen que el niño se desestabilice con facilidad y que cada vez nos resulte más difícil calmarlo. Vuelve a este apartado si en algún momento sientes que tu hijo llora cada día más en vez de hacerlo menos, que es lo normal.

Cambiar de turno a medias. Cuando sentimos que no podemos controlar la situación, cuando un despertar se alarga mucho, cuando por más que ponemos todo de nuestra parte, vemos que no nos hacemos con nuestro hijo, nuestro estrés se dispara y llegan los pensamientos negativos: «No puedo con esto», «No lo voy a conseguir», «No soy capaz, yo no sé dormir a mi hijo». Entonces quizá pienses en pedir un relevo. O, por el contrario, la persona que está fuera escuchando cómo lo intentas sin éxito entra de golpe diciendo: «¡Trae! ¡Ya lo duermo yo!».

Si hay algo que te he repetido mucho a lo largo de todo el libro es que no avances sin estar convencido, pero que si lo haces, no vuelvas atrás. Esto significa que si cruzas la puerta del dormitorio para atender un despertar o para acostarlo a primera hora, no podrás salir hasta que resuelvas la situación y tu hijo descanse, cueste lo que cueste. De la misma forma, la persona que se queda fuera tendrá que tragarse sus emociones y pensar en que tú estás dentro esforzándote al ciento diez por cien y que lo último que necesitas es que alguien venga a decirte que no puedes con ello.

Valorad con mucha atención vuestro carácter antes de tomar decisiones sobre quién atenderá al niño. ¿Eres una persona con poca tolerancia a la falta de sueño? ¿Te irritas con facilidad cuando tu hijo se desvela por la noche? ¿Sientes la necesidad de tenerlo todo bajo control y te cuesta delegar? Hablábamos de la importancia de ponerlo todo sobre la mesa antes de empezar y nuevamente, para tener la certeza de que no cambiaréis de turno, tenéis que valorar también vuestro nivel de templanza, vuestra paciencia, vuestra necesidad de control, etc., ante diferentes situaciones. Cuando cambiáis de turno, estáis lanzando el mismo mensaje que cuando recurrís al hábito que estáis eliminando: el niño entenderá que tiene que llorar para cambiar de padre si ese es su deseo; o si no lo es tanto, pero tampoco tiene mucho sueño y no le apetece dormir, llorará para que venga su otro padre y así empezar todo el proceso de nuevo.

Quizá habéis establecido que vais a probar con un destete nocturno y que uno de los dos se encargará toda la noche, pero al tercer despertar no puedes más. Está bien, duerme a tu hijo y, cuando salgas, dile a tu pareja que no puedes, que necesitas relevo, pero siempre después de haber dormido al niño. Podéis cambiar los turnos las veces que necesitéis y probar la forma en la que os funciona mejor, pero el que empieza termina.

También es importante que os comuniquéis constantemente, que reviséis si la escala de atención de 1 a 10 de la que hablaba es la misma para los dos, otro punto más de coherencia. Me encuentro con frecuencia con situaciones del tipo «Yo es que aguanto mejor que llore, mi pareja es muy blanda» o «Es que me parece que mi pareja deja llorar al niño demasiado tiempo, no estoy de acuerdo». Esto puede provocar que en mitad del proceso sientas ganas de abrir la puerta de golpe y gritar «¡Pero quieres coger ya al niño que no para de llorar!». Tenéis que estar alineados, hablar mucho, poneros de acuerdo y explicaros lo que vais sintiendo cada uno para que seáis un equipo sólido que responde igual y en el que todos se sienten bien.

Hacer una rutina de sueño muy corta. A veces pensamos que nuestro hijo es muy pequeño y nos saltamos la rutina, pensamos que no se entera y decidimos, por ejemplo, que la rutina será baño, pijama y a dormir. Esto es una rutina, desde luego, y las repeticiones sabemos que funcionan bien, pero no es una rutina de sueño. Otras familias me cuentan: «No, si nosotros ya hacemos rutina, siempre. Después de cenar, se toma un biberón en el sofá mientras ve un poco los dibujos y él ya sabe que después es hora de ir a dormir. Lo sabe perfectamente y por eso se enfada cuando apago la televisión». Recordemos que la rutina de sueño es una sucesión de actividades relajantes, a puerta cerrada en el dormitorio. Aunque creas que eso no funciona con tu hijo o que se aburre, insiste; solo así conseguirás que se convierta en el hábito previo a dormir y que sea un estímulo positivo para coger el sueño.

A veces también corremos mucho porque no tenemos ganas nosotros o porque lo notamos cansado. Decimos «Venga, que se me duerme». Si se da esta situación, entonces es mejor que te vayas a la habitación, adelantes todo un poco y tengas el momento de tranquilidad como está previsto, aunque sea antes. Pero acelerar al niño en ese momento, leerle un cuento en vez de dos porque él o tú estáis cansados, no es la mejor idea. Este tipo de cosas trastornan especialmente a los más mayorcitos: «Venga, hoy no leemos cuento que se nos ha hecho tarde». Es la mejor fórmula para empezar la noche del revés.

No controlar las ventanas de sueño según la edad. Hemos hablado largo y tendido de la importancia de los períodos de sueño y vigilia, de la duración y calidad del sueño diurno. Es algo que tendrás que seguir monitorizando durante todo el proceso de aprendizaje y aun después. Y no solo esto. Ve prestando atención también a las señales de sueño que te va mandando tu hijo. En diferentes períodos del año, como primavera y verano, puede que las señales luminosas hagan que necesiten alargar un poco más estos períodos, pero, en general, ve revisando tus registros de sueño para llevar un equilibrio y no pasarte de tiempo despierto ni quedarte corto. Si va cansado en exceso a la hora de dormir, estará enfadado, y si lo intentas acostar antes de tiempo, con una ventana de sueño inferior a lo recomendado, se enfadará también porque estás intentando dormirlo cuando su cuerpo le dice claramente que no es el momento. Con respecto a las épocas del año, suele ser necesario (cuando los aprendizajes están implantados) retrasar un poco la hora de dormir y las siestas hacia finales de la primavera y volver a adelantarlas en otoño para acomodar el ritmo circadiano y el sueño del mejor modo.

Atenderlo siempre de inmediato, sin esperar a ver cómo evoluciona y qué intervención es necesaria. De esto hablábamos en profundidad al principio del capítulo, tenemos que esperar para ver cómo abordar el despertar o la atención que necesita en cada momento. Puede que en cuanto sientas que tu hijo respira diferente, o al menor movimiento o sonido, salgas disparado a atenderlo porque si no, se despierta y luego cuesta más dormirlo. Es una queja habitual que me trasladan muchos padres: «Es que si espero, luego me tiro una hora para dormirle». Esto es todavía más sencillo cuando duerme a tu lado y solo tienes que estirar el brazo para mecerlo. Pero **¿cómo vamos a valorar entonces qué atención necesita si no le damos tiempo a que nos lo transmita?**

Es la situación que se suele dar, por ejemplo, cuando los despertares son por pecho. Muchas familias me dicen: «No, si mi hijo no se llega a despertar, duerme toda la noche, solo que en cuanto se mueve le doy teta y se mueve infinidad de veces buscando el pecho». Efectivamente, el niño no llega a abrir los ojos, salvo que no le den el pecho; en tal caso, puede llegar incluso a desvelarse. Al realizar esta intervención profiláctica, no llegamos a saber qué pasaría si no lo hiciéramos (aunque lo intuimos).

Que cuanto más se despiertan, más cuesta volver a dormirlos después es algo bien conocido por las familias, por eso solemos dar un salto de la cama a la mínima para ir corriendo a atenderlos. Pero esto es negativo por dos razones: no nos da tiempo a saber qué necesitan, lo que aumenta la propensión a responder siempre del modo más rápido y efectivo que conocemos (su hábito externo de conciliación), y no les dejamos espacio ni tampoco tiempo para que intenten resolverlo por sí solos. Algunos padres me relatan episodios en los que fueron prontamente a la habitación y observaron que el niño ya se había dormido solo; aprovechando que ya estaban de pie, entraron a arroparlo o a ver si dormía de verdad y entonces lo despertaron. Esto es exactamente lo que queremos evitar, por tanto, tendremos que esperar un poco antes de ir y ver si con un susurro se calma, si necesita que lo cojan en brazos o si quizá con unas caricias es suficiente.

Será imprescindible pasar por unos cuantos desvelos, dejar que el niño se despierte de verdad y del todo para así saber qué necesita y poder, en consecuencia, empezar a eliminar los despertares. Por tanto, aunque suene raro, para conseguir reducir despertares en este punto, tendremos que permitir que se despierten. Hacerlo nos demostrará también que algunas de las veces se vuelven a dormir solos. ¡Menuda grata sorpresa! Recuerda que nuestro objetivo no es que no se despierten en absoluto, no podemos aspirar a esto. Despertarse al finalizar fases de sueño es normal; lo que queremos es que encadenen una tras otra las máximas fases posibles, que aprendan que la habilidad de conciliar el sueño les pertenece, que sepan que están protegidos y atendidos en todo momento y, por tanto, que se vuelvan a dormir sin que el adulto intervenga.

Algunos niños se estimulan y se enfadan más si los coges, los calmas y los vuelves a dejar en la cuna. Esto es algo que pasa a veces. Hay niños a los que, después de calmarlos en brazos, los intentas dejar de nuevo en la cuna e inmediatamente se enfadan muchísimo más que la vez anterior. Está muy relacionado con el llanto resorte del que hablábamos antes y puede llegar a ser muy desesperante para los padres. En primer lugar, revisa si quizá te has adelantado en algún paso; a lo mejor es positivo volver un poco atrás. Pero si estás seguro de que va todo bien y es en este punto en el que se te resiste, tienes que aceptar que la intervención no está funcionando y que no está sirviendo para calmarlo. Porque si cada vez que quieres dejarlo va a peor, algo no está yendo bien. En estos casos, suelo recomendar dormirlo ese día en brazos y replantear después la estrategia, ver de qué otro modo lo podemos acompañar y, si es posible, hacerlo sin sacarlo de la cuna para que no se estimule más al cogerlo y dejarlo.

Ponerse de pie delante de la cuna para calmarlos hace que se enfaden más. Un error muy habitual es no atenderlos sentados, sino delante de la cuna. Te aconsejo que te hagas con una silla o sillón cómodos, que tu cadera quede a la altura del colchón, como explicábamos antes, y que sea desde ahí desde donde le ofrezcas soporte. Por supuesto, si tienes que cogerlo te pondrás de pie, lo calmarás y, cuando lo dejes de nuevo en su cuna o cama, te pondrás de nuevo a su altura. Si la camita está a ras de suelo, un cojín mullido podrá hacer las veces de asiento; la idea es mantener esa altura. Quedarte delante de ellos plantado les hace pensar que vas a cogerlos porque es la posición en la que nos ponemos para realizar esta acción, así que cuando no lo haces de inmediato, pues se enfadan más intensamente. Si lo piensas, tiene todo el sentido. Nosotros ahí, quietos, mirándolos o cantándoles, y ellos pensando

«Pero ¿me coges o no me coges?». No entendemos por qué se molestan, ya que estamos tratando de calmarlos con todo nuestro empeño, pero les estamos mandando señales contradictorias y, en consecuencia, poniéndolos más nerviosos.

Adormilarse a la teta o al biberón en cualquier momento del día. De esto ya hemos hablado, pero quiero volver a recordártelo porque es de las circunstancias que más te pueden estar afectando. Valóralo cuando no haya avances en los enfados o en los despertares. Si la muletilla es la de la alimentación y succión, es obligatorio que controles durante todo el día que no se duerma ni se adormile mientras come. Ese momento en el que están tomando pecho y están con los ojos medio cerrados medio abiertos es una situación que queremos evitar a toda costa, especialmente al final del día. De ahí la importancia de planificar la última hora del día concienzudamente. A veces, encontrar el punto, cuadrar la lactancia a demanda con esto, especialmente en niños de pecho que maman con bastante frecuencia, no es fácil y será un trabajo previo que tendrás que tener controlado desde fases anteriores, ya lo sabes. Ya hemos dicho, además, que precisamente la leche materna está diseñada para que se relajen y duerman, otra dificultad añadida. Conseguirás encajarlo poco a poco.

Haber realizado otros intentos previos. Por último, si hay algo que he aprendido que afecta profundamente al nivel de llanto que nos podemos encontrar es el haber realizado intentos previos fallidos o poco coordinados. Por ejemplo, familias que intentan quitar el chupete por la noche, pero que se lo dejan en las siestas porque las duerme bien y no sabían que era necesario quitarlo en todos los momentos. O familias que han puesto en práctica algo que han leído en internet y no lo han terminado de conseguir. Especialmente costosos son los destetes nocturnos tras intentos previos que no acabaron bien. Si ya has hecho pruebas anteriores, tu hijo ya sabe cómo terminan, así que esta vez te va a costar más y tendrás que ser todavía más tolerante con la situación. Recuerda que las acciones que hemos ido relatando funcionan en conjunto y que es normal que hayas fracasado previamente si decidiste hacer abordajes separados o si no tuviste en cuenta a la vez todos los factores que hemos ido comentando. Paciencia y a intentar superarse cada día.

Espero que tras leer este capítulo, tengas un poco más claro todo lo que a través del llanto te va a expresar tu hijo y vayas generando nuevos recursos para ir respondiendo en cada momento. Te dejo con un ejercicio que te ayudará para empezar.

De 1 a 10, identifica diferentes situaciones en las que tu hijo se expresa a través del llanto. ¿Cómo podrías acompañarlo en cada una de ellas?

....

....

....

....

....

....

....

....

....

....

10

Registro de sueño

A lo largo del libro hemos ido viendo múltiples factores que pueden afectar al sueño de nuestros hijos. Hemos desgranado todas las situaciones que tenemos que abordar y, probablemente, has ido descubriendo muchas cosas que desconocías sobre vuestras rutinas, acciones que podrías realizar de otra manera y también otras que ya estabas haciendo bien. Leyendo, puede que de repente hayas caído en cosas que podían resultar obvias o sencillas, pero en las que no habías reparado. Es habitual, no solo en la crianza, sino en infinidad de aspectos que nos implican emocionalmente, que estemos tan inmersos en el problema que no sepamos identificar soluciones o ver con cierta perspectiva lo que nos acontece; sin embargo, un sencillo consejo nos hace ver la luz («Pero ¿cómo no me he dado cuenta de que esta era la clave?»). Esto ocurre, como digo, porque la implicación emocional nos nubla. De hecho, como asesora de sueño, he trabajado con familias de psicólogos, de pediatras y hasta de otros profesionales que asesoraban sobre el sueño infantil. Necesitamos datos objetivos para poder tener un enfoque claro.

En este capítulo vamos a hablar sobre los registros de sueño. Van a ser, en cierto modo, tu propio libro y vas a empezar a escribirlo desde hoy mismo si quieres. A través de las páginas de esta especie de cuaderno de bitácora del sueño, irás relatando día a día todo lo que acontece en las próximas semanas. Podrás ir hacia atrás y releer siempre que lo necesites, y serán una fuente realmente importante de información que deberás consultar durante todo el proceso para saber en qué punto estás, de dónde vienes y por dónde puedes continuar.

Quizá hayas visto otros registros de sueño donde se apuntan las horas en las que tu hijo duerme o está en vigilia. Hay aplicaciones móviles especializadas en esto, dispositivos móviles o pulseras para adultos que te informan de si has dormido «bien» o «mal», cuántos minutos estuviste en sueño profundo o ligero. Son datos valiosos, por supuesto; de hecho, algunos profesionales del sueño será lo primero que te pedirán, especialmente en el ámbito médico, para poder así contar las horas efectivas de sueño. Para saber si lo vuestro es «normal».

Por mi experiencia sé que este es solo uno de los muchos valores que vamos a necesitar medir y me atrevería a decir que el menos importante de todos, al menos en el plano del aprendizaje. Para tratar los problemas de sueño asociados a enfermedades (por ejemplo, la apnea obstructiva de la que hablábamos antes) sí que es necesario medir estos parámetros en detalle. Pero en el caso que nos ocupa, lo que yo quiero que empieces a preparar es la historia de cómo cambió vuestra vida y de cómo aprendisteis a dormir mejor capítulo a capítulo. Voy a contarte cómo.

Qué es un registro de sueño y por qué necesitas empezar hoy mismo el tuyo

Lo llamamos registro de sueño porque buscamos mejorar sus horas de descanso, pero, en realidad, es un registro de muchas más cosas. Monitorizar algunos aspectos biológicos y de comportamiento y tomar notas es de las prácticas más efectivas que vas a encontrarte durante el curso de los cambios en el sueño de tu bebé o niño. Anotar información sobre sus rutinas de alimentación, de lactancia y, por supuesto, de sueño diurno y nocturno, nos ayudará a encontrar patrones, a ver qué situaciones se repiten y a encontrar estrategias y aprender sobre ellas. En el ámbito menos logístico, el que ya no habla de horarios y ventanas de sueño, también hallaremos información de mucho valor: con quién se duerme más tranquilo y rápido, cómo le afectan determinados estímulos, qué diferencias hay entre los días laborables y los no laborables... Cuando somos capaces de comprobar empíricamente ciertos hechos, podemos afianzarlos si nos funcionan o descartarlos en el caso contrario. Podremos también revisar, y con fechas concretas, cuándo ocurrió algo que nos fue bien, o mal, y deshacer o reforzar el hecho concreto que necesitemos. Será, en definitiva, una guía única y personalizada de todo lo que nos funciona a la que además podremos volver siempre que sea preciso.

Y es que cuando realizamos cambios, tanto para bien como para mal, tardamos entre dos y cuatro días en poder comprobar los resultados. Por eso es tan importante dejar registrado cada paso para poder volver atrás en caso de que las cosas no salgan como habías planeado. Pero además, y seguro que esto te resulta familiar, nuestra memoria y capacidad de aprendizaje cuando tenemos carencia de sueño están bajo mínimos, y si no llevas un control claro y actualizado incluso al instante de lo que está pasando, al día siguiente no serás capaz de saber cuántas veces se despertó o qué pasó en cada uno de esos despertares. A veces, en los procesos de asesoría, me encuentro con registros realmente escuetos, muy esquemáticos, y cuando les pido a los padres que me cuenten más, que me detallen con quién estaba, qué sintieron ellos o qué pensaron que sentía el niño y en qué nivel de llanto estaba cuando se despertó, etc., me responden que no se acuerdan y que por eso han anotado cosas como «más o menos», una medida que nos aporta poca o ninguna información. Hay que ser exhaustivos y hasta pesados con las explicaciones. Una libreta y un bolígrafo en el cabecero de tu cama o el bloc de notas del móvil serán tus mejores aliados a altas horas de la madrugada para poder anotar con detalle lo que pasa durante la noche.

Si hablamos, por ejemplo, de ventanas de sueño, duración de sueño diurno y demás factores tan relevantes que hemos ido aprendiendo, anotarlos es, sin duda, el único modo de saber si se están cumpliendo en el tiempo y forma que has planificado. Te hablaba antes de esa revisión a mitad del día para saber cómo lleváis las siestas y si tenéis que programar alguna extra; los diarios te ayudarán a tomar este tipo de decisiones de una manera más práctica. Pero no solo queremos saber cuánto duró la siesta, sino si entre siestas transcurrió el tiempo ideal o si se despertó tres veces por la noche. Cuanto más detalles tu diario, más información podrás obtener. Por ejemplo: ¿cuánto tardó en dormirse desde que apagaste las luces?, ¿la rutina de sueño le relajó?, ¿deberías probar a hacerla más corta porque se cansó o más larga porque seguía estimulado al terminar?, ¿cómo se resolvieron los despertares?, ¿quién acudió?, ¿cómo de enfadado estaba el niño? Detallar las situaciones, emociones, qué nos funcionó, qué no, nos aportará conocimiento y nos facilitará el encontrar soluciones.

Qué información debe incluir tu registro

Para comenzar, necesitamos un previo. Unos capítulos atrás te pedía que analizaras y escribieras el punto de partida de vuestro caso. Para hacerlo y dejar constancia en los registros, empieza a anotar unos dos o tres días antes de iniciar ningún cambio, incluso aunque ya tengas identificadas ciertas cosas que quieres modificar y pudieras hacerlo directamente. Toma nota del inicio real, así sabrás con claridad dónde empiezas.

La información que incluyas tiene que ser la que tú consideres importante, pero algunos de los campos que no te aconsejo que excluyas son los siguientes. Por supuesto, puedes añadir todos los que creas que son relevantes para vuestro proceso particular.

Tomas de leche. Si tu hijo sigue siendo lactante, llevar un registro de las tomas de pecho que hace o de los mililitros de fórmula que toma y en qué momentos te ayudará, por ejemplo, a identificar cómo mover las tomas, si es necesario, para evitar que se adormile. También es importante cuando tenemos un patrón de alimentación excesivo en la noche porque necesitaremos invertir la situación y conseguir que tome esas calorías durante el día para que deje de reclamarlas a la hora de dormir.

Esto es algo que sucede con cierta frecuencia y no es menos habitual que los niños que duermen «mal», coman «mal» (lo de «mal» es un término para referirse a estas acciones con el que no estoy muy de acuerdo, por eso lo entrecomillo). La razón es simple. Los niños necesitan ingerir una cantidad de calorías aproximada cada día dependiendo de su edad, constitución, actividad, metabolismo, etc. Por tanto, si están comiendo de más por la noche, ingerirán menos alimentos o leche de día. Muchas veces, los «problemas» con la comida se solucionan con una alimentación nocturna más reducida o inexistente.

Especialmente importantes son las tomas que planifiques para la noche, así podrás ver si necesita más, si está empezando a no necesitar esa toma porque está dejando el biberón, si practica más succión afectiva que nutritiva, si se despierta al darle de comer o si, por el contrario, consigues hacerlo mientras duerme. Es una parte fundamental de la preparación de las pautas nocturnas, por lo que será igualmente importante monitorizarla bien.

Alimentación con sólidos o triturados. Aunque no es lo más determinante, sí que he observado que llevar un registro básico de los alimentos que toman, especialmente al final del día, nos puede ayudar a descubrir, por ejemplo, que ciertos alimentos les producen molestias digestivas y provocan más despertares. También sirve para identificar si los días que ha comido algo menos, reclama más alimento por la noche, para así poder ajustar las tomas de leche nocturnas. No hace falta que hagas un registro muy exhaustivo de todo lo que come, pero sí a grandes rasgos, y apunta también posibles reacciones positivas o negativas al día siguiente.

Siestas. En cuanto al sueño diurno, será necesario que controles en qué momento empezó, cómo fue la siesta, dónde la echó, si hubo despertares, quién lo acompañaba, si tuviste que ayudarlo a volver a dormirse a mitad de la siesta, si el despertar fue rápido o te tocó empezar de nuevo. En fin, todo lo que acontece durante sus siestas.

Rutina de sueño y hora de dormir. Ya sabéis la importancia que tiene este momento. Anotad con quién se fue el niño a dormir, cómo fue la rutina de sueño, ¿le gustó?, ¿estaba nervioso? Cuando apagaste las luces, ¿qué pasó?, ¿cómo lo solucionaste? Puede que sea el momento más importante del día y queremos tener mucha información detallada sobre este punto para poder ampliar o corregir todo lo que sea necesario.

Dado que empezar por encargarte de la primera hora de la noche sin usar la muletilla que os ocupa va a ser el primer gran paso que des, tener claras las cosas que te han funcionado y las que no, te ayudará, y mucho, en este proceso.

Despertares nocturnos. Por supuesto, relata cuidadosamente cómo fue la noche. Es el punto del que más solemos pasar en los registros porque estamos muy cansados y decimos «Venga, mañana ya lo apunto, que me caigo de sueño». Sin embargo, es poco probable que te acuerdes de lo que realmente pasó, así que busca un método que puedas utilizar de madrugada para dejar todas tus anotaciones listas. ¿Hubo despertares nocturnos? ¿A qué hora fueron? ¿Cómo se despertó el niño? Si estaba enfadado, ¿qué nivel de enfado y llanto tenía según la escala que has elaborado? Apunta todo lo que tuviste que hacer, a qué hora se solucionó el despertar y de qué modo.

Aunque solo es una parte de todo el plan que vas a preparar, es, sin duda, la que más nos revela cómo están yendo los avances. Es más que probable que reducir los despertares y llegar a eliminarlos sea uno de tus objetivos destacados. Por eso, tenemos que saber perfectamente qué pasa cada noche. Sé que es la parte más difícil del día, en la que más cansados estamos, sobre todo cuando empieza el «baile», a altas horas de la madrugada, pero como otros muchos esfuerzos que te he ido pidiendo, te irá pareciendo menos trabajoso a medida que veas cómo todo va encajando.

Otros comentarios. Utiliza este espacio adicional para escribir cualquier otra cosa que creas que puede influir. Por ejemplo: si está con molestias dentales, si ese día le han puesto vacunas, si ha tenido alguna visita que lo ha alterado o si has observado cualquier diferencia que creas que es importante registrar; después podrás revisarlo y sacar conclusiones. Este campo nos ayuda mucho cuando tenemos una noche terrible, o varias, y al consultar el registro vemos que ha coincidido, por ejemplo, con alguna molestia o dolor. Con respecto a las vacunas, ya sabes que hay algunas que no provocan reacción de inmediato, sino que esta puede demorarse hasta una semana después. Cuando tengas una noche mala sin saber por qué, si vuelves atrás, podrás comprobar con tranquilidad que se cumple justo una semana de la última vacunación y que, tal como te dijeron en la consulta de enfermería, puede sentirse mal días después. O, por el contrario, tiene dos noches buenísimas porque ha tenido fiebre, lo que, obviamente, hace que necesite descansar más, y, tras el espejismo, vuelven los despertares. No es que hayas hecho nada mal, es que la fiebre ha sido una buena y breve compañera que, por suerte, se ha ido. Toca seguir trabajando.

Hay muchas cosas que pueden influir y tener el registro a mano te hará ver más allá y te permitirá modificar todo lo que sea necesario. Así que apúntalo todo, no hagas esquemas o listas de horas que luego no sabrás ni qué significan, dale rollo; verás qué útil te resulta después.

EJEMPLO DE REGISTRO

Fecha	
Siestas	
Rutina noche / Hora dormir	
Despertares nocturnos	
Comentarios alimentación	
Otros comentarios	

Utiliza el formato que mejor te vaya. Hay familias que optan por digitalizarlo a través de una hoja de cálculo; otras tienen un cuaderno exclusivo para esto. Lo importante es que lo puedas consultar fácilmente; si además lo puedes ver en formato tabla, te resultará más sencillo comprobar los cambios de un día para otro.

Empieza ahora a preparar tu registro de sueño de los días previos y apunta aquí qué partes vas a incluir:

....

....

....

....

....

....

....

....

....

Diseña tu plan de sueño

Llegamos al final. ¡Qué emoción! Vamos a repasar todo lo que hemos ido aprendiendo a lo largo del libro. Ya tienes toda la información que necesitas para poner en marcha tu propio plan, así que ahora vamos a terminar de ordenar todos los datos para que puedas ponerte manos a la obra.

He resumido en este capítulo final las fases por las que vas a ir pasando en cada momento, el orden y lo que tienes que conseguir en cada una de ellas para continuar con la siguiente. Es solo una guía muy resumida para repasar en qué punto estáis. Te recomiendo que regreses a cada etapa cuando vayas progresando para comprobar que has pasado por cada hito con éxito.

Al final de la explicación de las cinco etapas, encontrarás un espacio para anotar la recopilación de todo lo que has ido decidiendo en capítulos anteriores. Ahí es donde podrás dejar reflejado finalmente tu plan de sueño. Es hora de decidir cuándo vais a empezar y qué turnos vais a establecer y de dejarlo todo preparado para lo que viene a partir de ahora.

Si tienes cualquier duda, vuelve atrás, no tengas prisa por empezar. Planificar los pasos que vas a dar y entender bien todo el proceso, identificar los recursos con los que cuentas y lo que puedes esperar en cada etapa hará que avances sobre seguro.

11

Preparar toda la estrategia

Voy a explicarte las cinco fases por las que vas a tener que pasar estos días y después... ¡nos ponemos manos a la obra por fin!

Fases del proceso

1. Prepararlo todo durante el día

En esta fase vamos a empezar por optimizar el sueño diurno en primer lugar. Tienes que conseguir cumplir los horarios marcados, que las siestas ocurran como las has previsto. Es el momento también de encontrar un método infalible para realizar las siestas sin contacto y, sobre todo, sin la muletilla que quieres eliminar después. Recuerda que el movimiento será tu gran aliado en este punto, así que el carrito o la hamaca pueden ser buenos amigos tuyos. No tengas miedo a que se acostumbre; luego, si lo deseas, podrás ir eliminando estos hábitos, pero de momento puedes utilizarlos para sus siestas sin restricciones.

Es una fase complicada, acabas de empezar de golpe y, aunque sean los cambios más llevaderos, tendrás que hacerlo todo perfecto para seguir avanzando. Cuando tengas esto bajo control, y antes de pasar al siguiente paso, puedes ponerte con la primera hora de la noche, la de acostarnos, sin la muletilla. Es el momento de conseguir la vinculación con el espacio y con las personas que van a intervenir en los próximos días. Practica también con las tomas de alimentación dormido si vas a incluirlas en el siguiente paso. Al menos puedes ir probando a hacerlo así en la de las once y media o doce para ir viendo qué tal os apañáis. De esta manera aprenderás a realizarla bien y lo tendrás todo listo para empezar con las noches.

2. Trabajar en eliminar los hábitos externos de conciliación

Toca empezar a quitar las muletillas que has identificado. Ve de una en una, como hemos dicho, salvo que sean muy parecidas (por ejemplo, biberón y pecho). Ahora que las tomas nocturnas son más importantes, tendrás que ser especialmente cuidadoso para que no se despierte al comer. Si no has conquistado este punto, practica un poco más, y si no lo consigues, revisa si puedes quitar esas tomas o cambiar el formato en el que estás ofreciéndoselas.

Presta especial atención a seguir haciendo perfectamente todo lo que has logrado en el punto anterior, a que no se adormile al pecho o con el biberón si estás tratando de eliminarlo. Nos enfrentamos a días intensos, mantén la calma, cree en ti y en tu bebé o niño. Sois un equipo perfecto y vais a pasar por esto juntos y a superarlo.

En esta fase podrás dormirlo en brazos si lo necesitas, pero evita estímulos nuevos, como usar una pelota de pilates o la mochila de porteo en mitad de la noche si no lo has hecho nunca, pues podrías generar aprendizajes nuevos y no queremos. Puedes probar, cuando lleves unos días y si el niño lo admite, a dejarlo cada vez antes en la cuna o cama para así ir planificando la siguiente etapa.

3. Aprender a dormir en cuna o cama

Ahora que las muletillas están bajo control, podemos dar un paso más si quieres: enseñarle a dormir de manera autónoma. Recuerda que tendrás que ser especialmente paciente en este punto, ir poco a poco, ser consciente de que te va a necesitar durante mucho tiempo y de que por eso hay que ser tolerantes y saber esperar.

Repasa todos los pasos para enseñarlo a tumbarse y ve realizando conquistas cada pocos días, no te atasques. Dejarlo cada vez antes, calmarlo con la voz en algunos momentos, reducir el contacto paulatinamente, alejarte un poco más en la cama. Es muy importante que practiques la espera a la hora de atenderlo, que esperes siempre a ver qué evolución hay y que recuerdes que, según el nivel de enfado, puedes probar diferentes estrategias para evitar quedaros estancados en una.

4. Avanzar con el sueño diurno

Esta es la última parte y ya es para sacar nota. Empieza a acostarlo en la cuna o cama para realizar las siestas si aún no lo has hecho, comprueba si tolera más luz o más ruido en la casa, si es capaz de dormirse en el carrito pero en circunstancias más difíciles, por ejemplo, en casa de un familiar. Puede que tengas que repetir partes del proceso, porque los niños aprenden rutinas en diferentes situaciones y con diferentes personas, pero con certeza te va a resultar mucho más sencillo. Ya tiene muchas habilidades adquiridas con las que no contaba antes. Este paso es para mí prescindible y puedes abordarlo mucho después. Puedes seguir con las siestas en el carrito o hamaca si las noches van bien sin ningún problema e ir probando con tranquilidad otras opciones.

5. Volver a la normalidad

Cuando sientas que has conseguido tus objetivos, es hora de volver a la vida real. Ve flexibilizando poco a poco diferentes aspectos. ¿Qué pasa si hoy le acuesto más tarde porque vamos a salir? ¿Y si se salta la siesta porque estamos en un restaurante y no se duerme? Seguro que has vivido con cierto estrés porque quieres hacerlo todo a la perfección durante el desarrollo de todo el programa, pero ahora puedes ir probando y viendo hasta dónde permite cambios tu hijo.

Hay niños que son más fáciles y cuando ya lo tienen todo aprendido, puedes echarte una siesta con ellos en la cama sin que eso influya en absoluto o retirar todas las tomas nocturnas y darle el pecho si se despierta una vez, si es que se despierta. Pero otros no. Otros, en cuanto cambias algo, van para atrás. Obviamente no volveréis al punto inicial, salvo que lo hagáis todo del revés, pero notarás ciertos retrocesos que harán necesario volver a una mayor rigidez en los hábitos. Esto dependerá mucho de su carácter y de su propia forma de procesar los cambios. No podemos saber *a priori* cómo van a responder, pero merece la pena intentarlo y ver hasta dónde podemos mover las rutinas.

Si sientes que en algún momento algo ha sido demasiado, vuelve atrás. Es hora de comprobar cómo reacciona, con cautela pero sin miedo, y de ver todo lo que habéis conseguido juntos.

Me despido de ti. Ahora es tu turno. Pon en práctica todo lo que has aprendido. Vas a embarcarte en un viaje emocionante con un destino muy satisfactorio, disfruta cada logro.

En las siguientes hojas encontrarás espacio para anotar tu plan de sueño. Revisa todas las notas que has tomado al final de cada capítulo y reúnelas para tener todo el desarrollo a tu alcance.

Te deseo unas noches magníficas y unos muy dulces sueños al lado de esos niños tan despiertos y tan maravillosos.

Antecedentes

Objetivos

....
....
....
....
....
....
....
....
....
....
....
....
....
....
....
....
....
....
....
....
....
....
....

Cuándo empezarás

....
....
....
....
....
....
....
....
....
....
....
....
....
....
....
....
....
....
....
....
....
....

Horarios

Siestas

Qué turnos vas a establecer

....

....

....

....

....

....

....

....

....

....

....

....

....

....

....

....

....

....

....

....

Rutina de sueño

Alimentación dormido

Otras necesidades

....

....

....

....

....

....

....

....

....

....

....

....

....

....

....

....

....

....

....

....